K. Tiedjen   K.-M. Müller
Pathologie der degenerativen Wirbelsäulenerkrankungen

Springer

*Berlin
Heidelberg
New York
Barcelona
Hongkong
London
Mailand
Paris
Singapur
Tokio*

K. Tiedjen   K.-M. Müller

Pathologie der degenerativen Wirbelsäulenerkrankungen

Vergleichende röntgenologische
und morphologische Befunde

Mit 51 Abbildungen und 4 Tabellen

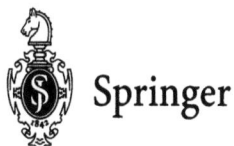

Springer

KAY TIEDJEN
KLAUS-MICHAEL MÜLLER

Berufsgenossenschaftliche Kliniken „Bergmannsheil"
Institut für Pathologie
Bürkle-de-la-Camp-Platz 1
44789 Bochum

ISBN-13:978-3-540-67774-1

Die Deutsche Bibliothek - CIP-Einheitsaufnahme
Tiedjen, Kay:
Pathologie der degenerativen Wirbelsäulenerkrankungen : vergleichende röntgenologische und morphologische Befunde / Kay Tiedjen ; Klaus-Michael Müller. - Berlin ; Heidelberg ; New York ; Barcelona ; Hongkong ; London ; Mailand ; Paris ; Singapur ; Tokio : Springer, 2001
  ISBN-13:978-3-540-67774-1   e-ISBN-13: 978-3-642-59562-2
DOI: 10.1007/978-3-642-59562-2

Dieses Werk ist urheberrechtlich geschützt. Die dadurch begründeten Rechte, insbesondere die der Übersetzung, des Nachdrucks, des Vortrags, der Entnahme von Abbildungen und Tabellen, der Funksendung, der Mikroverfilmung oder der Vervielfältigung auf anderen Wegen und der Speicherung in Datenverarbeitungsanlagen, bleiben, auch bei nur auszugsweiser Verwertung, vorbehalten. Eine Vervielfältigung dieses Werkes oder von Teilen dieses Werkes ist auch im Einzelfall nur in den Grenzen der gesetzlichen Bestimmungen des Urheberrechtsgesetzes der Bundesrepublik Deutschland vom 9. September 1965 in der jeweils geltenden Fassung zulässig. Sie ist grundsätzlich vergütungspflichtig. Zuwiderhandlungen unterliegen den Strafbestimmungen des Urheberrechtsgesetzes.

Springer-Verlag Berlin Heidelberg New York
ein Unternehmen der BertelsmannSpringer Science+Business Media GmbH

© Springer-Verlag Berlin Heidelberg 2001
Softcover reprint of the hardcover 1st edition 2001

Die Wiedergabe von Gebrauchsnamen, Warenbezeichnungen usw. in diesem Werk berechtigt auch ohne besondere Kennzeichnung nicht zu der Annahme, daß solche Namen im Sinne der Warenzeichen- und Markenschutzgesetzgebung als frei zu betrachten wären und daher von jedermann benutzt werden dürften.

Produkthaftung: Für Angaben über Dosierungsanweisungen und Applikationsformen kann vom Verlag keine Gewähr übernommen werden. Derartige Angaben müssen vom jeweiligen Anwender im Einzelfall anhand anderer Literaturstellen auf ihre Richtigkeit überprüft werden.

Umschlaggestaltung: de'blik, Berlin
Herstellung und Satzarbeiten: Isolde Gundermann, Heidelberg
Gedruckt auf säurefreiem Papier   SPIN: 10771954   22/3130/is - 5 4 3 2 1 0

Vorwort

Die menschliche Wirbelsäule stellt das zentrale Bewegungsorgan des Skelettes dar. Sie ist sowohl für die Körperstatik als auch für nahezu alle dynamischen Funktionen des Achsenskelettes von herausragender Bedeutung.

Die dauernde Beanspruchung der Funktionseinheiten der Wirbelsäule hat zwangsläufig auch altersphysiologische Veränderungen zur Folge. Dabei spielen besonders die Veränderungen im Bereich der Zwischenwirbelscheiben eine herausragende Rolle, da sie bei der Entstehung entsprechender klinischer Symptome mitverantwortlich sind.

Bei den degenerativen Veränderungen der Wirbelsäule ist anzumerken, daß es bislang keinen allgemeingültigen Begriff in Bezug auf die Bandscheibe gibt. Man versteht darunter im allgemeinen irreversible Abweichungen von einer Idealnorm, wie sie bei physiologischen Verhältnissen in der Jugend zu erwarten ist. Bei den Degenerationsschäden handelt es sich in gewisser Weise um Entwicklungsprozesse, die in einem fortgeschrittenen Stadium klinische Relevanz erlangen.

In diesem Buch werden die unterschiedlichen Veränderungen der Funktionseinheiten der Wirbelsäule systematisch dargestellt. Anatomie, Pathologie und Pathohistologie sowie Technik und Wertigkeit der bildgebenden Verfahren sind in einzelnen Kapiteln zusammengefaßt. Die pathologisch-anatomisch faßbaren Veränderungen werden mit den Röntgenbefunden, die mit verschiedenen Untersuchungsverfahren gewonnen wurden, korreliert.

Aus den Untersuchungsergebnissen, basierend auf Untersuchungen an Lendenwirbelsäulenpräparaten Verstorbener, werden über die systematische morphologische Analyse Rückschlüsse zur kausalen und formalen Pathogenese degenerativer Wirbelsäulenerkrankungen möglich.

Die stadienhafte Entwicklung degenerativer Bandscheibenveränderungen sind korrelierend in Röntgenbildern und makroskopischen sowie mikroskopischen pathologisch-anatomischen Befunden dargestellt.

Hervorgehoben werden die variablen Ausprägungen des Faserzerfalls und der Rißbildungen im Bandscheibengewebe sowie reaktive Sklerosen der angrenzenden knöchernen Kompartimente. In Analogie hierzu werden besonders auch die Veränderungen im Bereich der kleinen Wirbelgelenke dokumentiert.

Die Untersuchungsergebnisse erweitern unsere Kenntnisse eines breiten Spektrums bei der Diagnose und Differentialdiagnose degenerativer Wirbelsäulenerkrankungen. Aspekte der kausalen und formalen Pathogenese werden ebenso berücksichtigt wie die oft schwierige Übertragung eindrucksvoller morphologischer Befunde auf variable Beschwerdebilder im klinischen Alltag.

Inhaltsverzeichnis

Grundlagen 1

    Anatomische Grundlagen 1
    Übersicht degenerativer Veränderungen der Wirbelsäule 6
    Formale Pathogenese
    der degenerativen Wirbelsäulenveränderungen 13
    Übersicht bisher erschienener Beiträge 16
    Eigene Untersuchungen 23
    Technische Hilfsmittel 24

**Pathologie der Bandscheiben und des Zwischenwirbelraumes –
Morphologie und korrelierende radiologische Befunde** 27

    Makroskopische Befunde an den Zwischenwirbelscheiben 27
    Histopathologische Befunde der Osteochondrose 38
    Rasterelektronenmikroskopische Befunde
    der Diskose und Chondrokalzinose 43
    Röntgenographische Befunde 47

**Pathologie der knöchernen Anteile des Bewegungssegmentes
und der Zwischenwirbelgelenke** 61

    Röntgenographische Befunde der Wirbelkörper 61
    Randwülste anderer Entstehung – Differentialdiagnosen 64
    Osteoporose der Wirbelkörper 68
    Spondylarthrose der Zwischenwirbelgelenke 73

**Degenerative Wirbelsäulenveränderungen
im Computertomogramm** 85

    Grundlagen der CT-Diagnostik der Wirbelsäule 85
    Computertomographie der Zwischenwirbelscheibe 85
    Computertomographie der Wirbelkörper 89
    Computertomographie der Zwischenwirbelgelenke 93
    Rekonstruktion von Schichtbildern:
    3-D Computertomographie 95

**Pathologisch-anatomische Ergebnisse
und ihre klinische Korrelation** 99

    Verschleiß des Zwischenwirbelgewebes 99
    Spondylosis deformans 109
    Spondylarthrose 111

Zusammenfassung 117

Schlußwort 119

Literatur 121

Grundlagen

Anatomische Grundlagen

Die menschliche Wirbelsäule bildet das bewegliche Achsenskelett des Körpers. Die Wirbelsäule setzt sich aus Wirbelkörpern, Zwischenwirbelscheiben und Bändern zusammen. Insgesamt besteht die Wirbelsäule aus vierundzwanzig Wirbelkörpern, wobei man zwischen sieben Halswirbeln, zwölf Brustwirbeln und fünf Lendenwirbeln unterscheidet.

WIRBELKÖRPER. Der allgemeine Aufbau der Wirbel ist in den unterschiedlichen Abschnitten der Wirbelsäule entsprechend den statischen und dynamischen Erfordernissen modifiziert. Dabei kann man aber eine allgemeine Grundform der Wirbelkörper nachvollziehen. An einem Wirbel unterscheidet man zwischen Wirbelkörpern, Wirbelbögen sowie Quer- und Dornfortsätzen. Der Wirbelkörper besteht hauptsächlich aus einer Substantia spongiosa und einer sehr dünnen Substantia corticalis. Untere und obere Kortikalis werden als Grund- und Deckplatten, ihre verdickten Ränder als Randleisten bezeichnet, die entwicklungsgeschichtlich den Wirbelkörperepiphysen entsprechen.

WIRBELKANAL. Nach dorsal setzt sich der Wirbelkörper in die Wirbelbögen fort, die auf beiden Seiten mit den Bogenwurzeln aus der Masse der Wirbelkörper hervorgehen. Die Bogenwurzeln weisen an ihren kranialen und kaudalen Flächen Einkerbungen auf, die zusammen mit den angrenzenden Wirbeln das Foramen intervertebrale bilden. An der Begrenzung sind weiterhin die oberen Gelenkfortsätze und die Bandscheiben beteiligt. Wirbelkörper und Wirbelbögen begrenzen zusätzlich die Wirbellöcher, welche in ihrer Gesamtheit den Wirbelkanal bilden und das Rückenmark enthalten.

WIRBELGELENKE. Nach kranio-kaudal gehen von den Bogenanteilen jeweils ein oberer und unterer Gelenkfortsatz ab, welche zusammen mit den jeweils angrenzenden Fortsätzen der benachbarten Wirbel die kleinen Wirbelgelenke bilden.

Die mechanischen Funktionen der kleinen Wirbelgelenke sind in zahlreichen Studien untersucht worden. Die Hauptaufgaben beruhen dabei auf einer Minderung der Scherkräfte und Kompressionskräfte, sowie dem Schutz der Bandscheiben vor schädigenden Bewegungseinflüssen durch ihre physiologische Gelenkstellung, welche die Bewegungsrichtungen in dem Wirbelsäulenkompartiment lenken (Adams u. Hutton 1983).

Zusätzlich sind an den Wirbelbögen noch Quer- und Dornfortsätze vorhanden, die den ansetzenden Muskeln als Krafthebel dienen.

BANDAPPARAT. Zwischen den Wirbelbögen spannen sich die Ligg. flava aus, welche hauptsächlich elastische Fasernetze enthalten. Dorsal zieht das hintere Längsband durch den Wirbelkanal. Es ist mit der oberen und unteren Kante der Wirbelkörper und mit den Bandscheiben fest verwachsen.

Das wesentlich stärkere vordere Längsband verbindet die Vorderflächen der Wirbelkörper. Dabei kann hier eine vergleichsweise starke Verwachsung mit dem Bandscheibengewebe nicht festgestellt werden (Schiebler u. Schmidt 1991).

Der Bandapparat der Wirbelsäule spielt eine große Rolle bei der Segmentstabilität der Wirbelsäule. Er bietet Schutz vor übermäßigen Rotations- und Flexionskräften und verhindert zusammen mit den Wirbelgelenken stärkere Dislokationen (Sharma u. Langrana 1995).

ZWISCHENWIRBELSCHEIBEN. Die nichtknöchernen Bestandteile zwischen zwei Wirbelkörpern werden als Bandscheiben bezeichnet. Sie bestehen aus Knorpelplatten, Anulus fibrosus und Nucleus pulposus.

Die Knorpelplatten gehören zum Wirbelkörper und bestehen überwiegend aus hyalinem Knorpel. Sie enden allseitig am inneren Rand der knöchernen Randleiste. Die Markräume des Wirbelkörpers stehen durch den siebartigen Charakter der Wirbelkörperoberfläche mit den Knorpelplatten in Verbindung.

Hier findet ein großer Teil des Stofftransports durch Diffusion statt. Der Anulus fibrosus besteht aus kollagenen Fasern, die untereinander verflochten von Wirbelkörper zu Wirbelkörper ziehen. In den Randzonen finden sich derbe Fasern, die in die Randleisten einstrahlen und als Sharpey'sche Fasern bezeichnet werden. Diese Anordnung führt zu ausgesprochener Stabilität (Coventry 1969). Die Lamellen sind ventral und lateral zahlreicher ausgeprägt als dorsal. Der Bandscheibenring geht ventralwärts ohne besondere Grenze in den Nucleus pulposus über. Die Grundlage des Gallertkerns stellt entwicklungsgeschichtlich das restliche Gewebe der Chorda dorsalis dar.

Neben der Grundsubstanz aus Proteoglykanen sind noch vereinzelt Chordazellen nachweisbar (Krämer 1994).

FUNKTIONSEINHEIT – BEWEGUNGSSEGMENT. Diese Strukturen stellen zusammengenommen die funktionelle Einheit der Wirbelsäule dar. *Junghans* prägte hierfür den Begriff des Bewegungssegmentes (Junghans 1939).

Wesentliche Bestandteile des Bewegungssegmentes sind die Zwischenwirbelabschnitte mit Gallertkern, Anulus fibrosus und Knorpelplatten. Weiterhin werden dem Bewegungssegment je die Hälfte der benachbarten Wirbel, vorderes und hinteres Längsband, gelbes Band, Wirbelgelenke und alle Weichteilstrukturen, die sich in gleicher Höhe befinden, zugerechnet.

SCHEMA UND MORPHOLOGIE EINES BEWEGUNGSSEGMENTES. Abbildung 1 stellt die anatomischen Strukturen des Bewegungssegmentes schematisiert dar.

In Abb. 2 ist die Makromorphologie an einem Mazerationspräparat eines isolierten Bewegungssegmentes einer Lendenwirbelsäule mit vergleichenden Röntgenaufnahmen abgebildet.

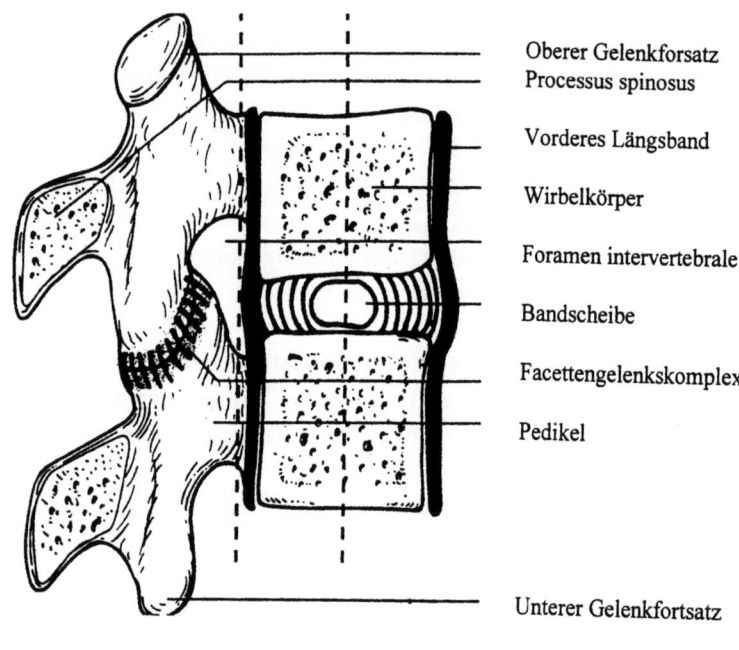
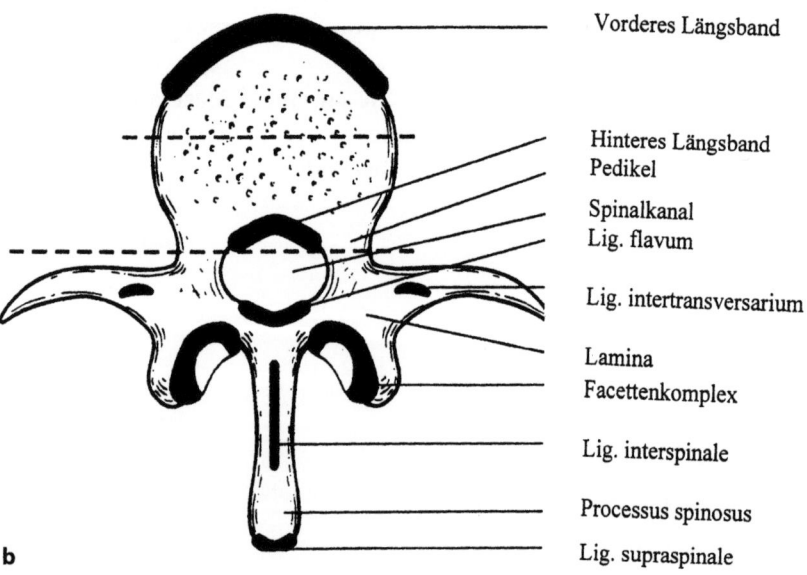

Abb. 1. a Sagittaler Längsschnitt durch das Bewegungssegment. **b** Transversalschnitt durch einen Wirbelkörper

Anatomische Grundlagen

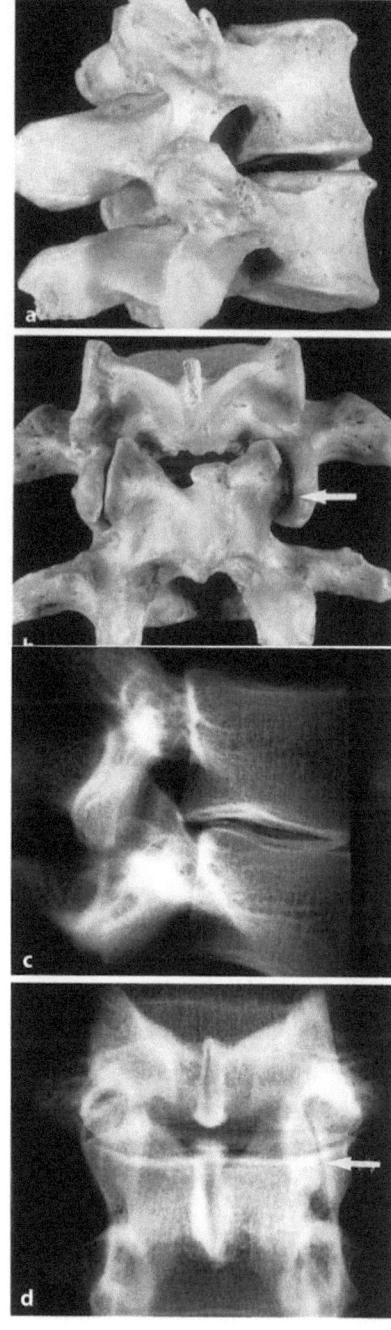

Abb. 2a–d.
Makromorphologische Darstellung und vergleichende Röntgenaufnahmen von Mazerationspräparaten isolierter Lendenwirbelkörper, Bewegungssegment L 2–3.
Ansicht von lateral und dorsal mit Markierung des Gelenkspaltes eines Facettengelenks (Pfeil)

Übersicht degenerativer Veränderungen der Wirbelsäule

Zu der Gruppe der degenerativen Wirbelsäulenerkrankungen zählen nach heutiger Lehrmeinung neben den Veränderungen im Zwischenwirbelabschnitt auch die reaktiven Knochenneubildungen an den Wirbelkörpern, sowie die unterschiedlichen Veränderungen an den kleinen Wirbelgelenken (Mau 1982; Resnick 1985).

Chondrose – Osteochondrose

Die entsprechende Terminologie bezeichnet die Reaktionen des Zwischenwirbelabschnittes als intervertebrale Chondrose. Hierunter subsummiert man die Alterserscheinungen, die durch Dehydratation und Elastizitätsverlust der Bandscheibe, besonders im Bereich des Nucleus pulposus, bedingt sind (Krämer 1994; Nachemson et al. 1979). Darüber hinaus finden sich auch reaktive Veränderungen an den angrenzenden Wirbelkörperdeckplatten, so daß man in diesem Falle von einer Osteochondrose spricht (Schmorl u. Junghans 1968). Bis zu einem gewissen Grad sind diese Veränderungen mit zunehmenden Alter als physiologisch anzusehen, wobei die Grenze zu pathologischen Befunden fließend ist (Lipson 1981). Die Pathogenese der Osteochondrose ist in Abb. 3 dargestellt.

Fissurale Chondropathie

Zu den auffallenden Veränderungen bei Degenerationsprozessen zählen neben der Austrocknung auch die unterschiedlichen Verfärbungen und Rißbildungen des Bandscheibengewebes (Luschka 1858, Rokitansky 1856). Im Zusammenhang mit den Austrocknungserscheinungen erweitert sich der Bereich des Gallertkerns und zeigt oft Spalten und Fissuren, die Anschluß an den angrenzenden Faserring haben.

Diese Veränderungen gehen gewöhnlich mit einer Höhenabnahme des Zwischenwirbelraumes einher. Unter Umständen können diese Veränderungen sehr hochgradige Formen annehmen. Es kommt dann zu einer vollkommenen „Zermürbung" ganzer Bandscheiben mit Ausbildung von Hohlräumen.

Übersicht degenerativer Veränderungen der Wirbelsäule

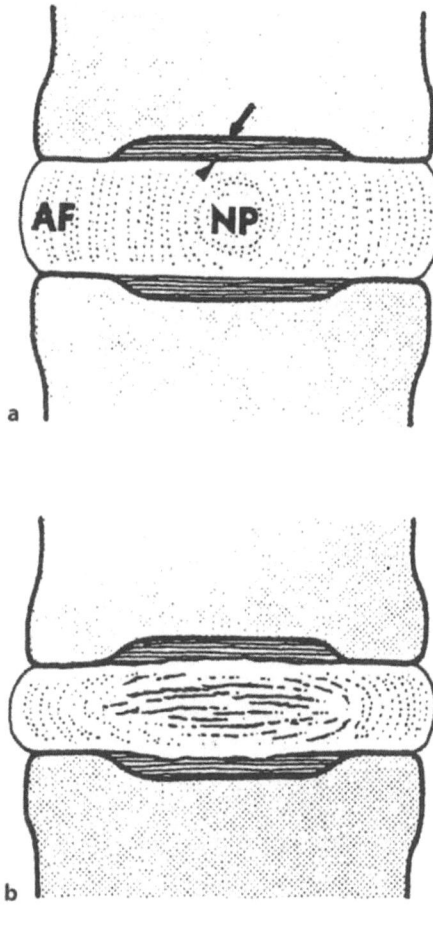

Abb. 3a-c.
Progressive Entwicklung der Osteochondrose.
a Normalzustand, regelrechte Höhe des Zwischenwirbelraumes.
b Initialstadium der Osteochondrose, Zerklüftung des Nucleus pulposus, Höhenminderung des Zwischenwirbelraumes.
c Fortgeschrittenes Stadium, ausgeprägte Höhenminderung des Zwischenwirbelraumes, Sklerosierung der Wirbelkörperdeckplatten

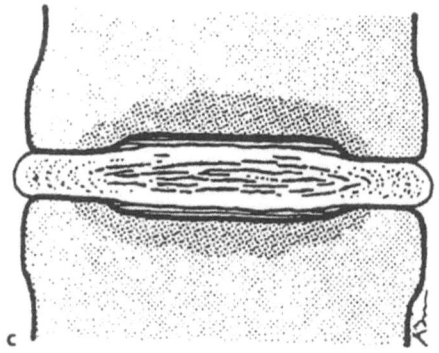

INTRADISKALE GASEINSCHLÜSSE. Diese Hohlräume enthalten nach neueren Studien einen hohen Anteil von Gas, insbesondere Nitrogen. Diese Veränderungen sind auch radiologisch nachweisbar und als Vakuumphänomen beschrieben worden (Resnick et al. 1981). Weitere Untersuchungen zu diesem Phänomen stammen von Knutsson (1944), Höffken (1951) und Armstrong (1965). Die angrenzenden Wirbelkörperdeckplatten zeigen dabei auch erhebliche Veränderungen. Neben der Sklerosierung der knöchernen Trabekel finden sich häufig noch Areale, die eine vermehrte Bildung von Knorpelzellen aufweisen.

Diese Veränderungen sind von der Höhenabnahme der Zwischenwirbelscheiben mitverursacht, wobei sich die Wirbelkörperdeckplatten einander annähern und so mechanische Alterationen erfahren. Neben der schon erwähnten Sklerosierung der angrenzenden Trabekel in den subchondralen Zonen kann es zu Schädigungen der nutritiven Gefäße kommen, was wiederum die Versorgung der auf Diffusion angewiesenen Bandscheibe beeinträchtigt.

Die Ätiologie der Osteochondrose ist wahrscheinlich multifaktoriell, wobei konstitutionelle Faktoren neben der statischen Belastung des Achsenorgans, besonders in den unteren Segmenten der Lendenwirbelsäule, eine herausragende Rolle spielen (Friedberg u. Hirsch 1949).

Spondylosis deformans

Die häufigste und infolge ihrer starken Formveränderung auffallendste Erkrankung der Wirbelsäule ist die Spondylosis deformans. Über die Entstehungsursachen der ihr eigentümlichen Randzacken- und Randwulstbildungen an den Wirbelkörpern sind die verschiedensten Meinungen angeführt worden. Allgemein wird eine reaktive Knochenneubildung an den ventralen und lateralen Abschnitten der Wirbelsäule angenommen.

Die knöchernen Neubildungen werden als Osteophyten bezeichnet. Ihre Entstehung ist im Zusammenhang mit den Gefügestörungen der Zwischenwirbelscheiben zu werten (Benecke 1897; Brocher u. Willert 1980; Güntz 1958; MacNab 1975; Schlüter 1965; Töndury 1958).

PATHOGENESE. Die Pathogenese dieses Knochenwachstums ist an Veränderungen der äußersten Ringschichten des Anulus fibrosus und der dort einstrahlenden Sharpey'schen Fasern festzumachen.

Wenn Fasern in diesem Bereich in größerer Ausdehnung von den Randleisten abreißen ist der feste Zusammenhalt zwischen Wirbelkörper und Bandscheibe zerstört und es können hier unphysiologische Bewegungen eintreten.

Die Haltefähigkeit muß dann vom vorderen Längsband übernommen werden und es bilden sich an dessen Ansatzstellen infolge der Überbeanspruchung Knochenzacken aus.

Infolge seines Ausdehnungsdrucks und seiner elastischen Eigenschaften preßt der Gallertkern, wenn er noch nicht degeneriert ist, das im Randleistenanulus gelöste Zwischenwirbelscheibengewebe nach außen. Dadurch wird eine Vorwölbung bis an das vordere Längsband bewirkt, wodurch besonders seine Insertionsbereiche gezerrt werden (Abb. 4).

Osteophyten entwickeln sich besonders in diesem Bereich durch kontinuierliches Wachstum, wobei zuerst ein horizontales Wachstumsmuster vorliegt, bevor in späteren Stadien eine vertikale Komponente hinzutritt. In schweren Fällen kann es hierbei sogar zu subtotalen und totalen Ankylosen kommen. Dabei folgt das Wachstum der Osteophyten dem Verlauf des vorderen Längsbandes, besonders in seinen lateralen Anteilen.

Wie bereits erwähnt ist die Hypermobilität eines Wirbelsäulenabschnitts, welche oft durch Bandscheibenschäden hervorgerufen wird, eine wesentliche Ursache des appositionellen Knochenwachstums der Osteophyten.

In diesem Zusammenhang kann man die Versteifung der Wirbelsäule durch dieses Knochenwachstum als physiologische Schutzreaktion des Körpers diskutieren (Idelberger 1984). Der Schweregrad und die klinische Bedeutung der osteophytären Neubildungen sind recht unterschiedlich zu bewerten. Dabei spielt neben der Größe auch die Lokalisation eine entscheidende Rolle. Neben Bewegungseinschränkungen können auch Wurzelreizsyndrome in Erscheinung treten, wenn die Osteophyten zu einer Einengung der Neuroforamina führen und in diesem Bereich die Spinalnerven irritieren.

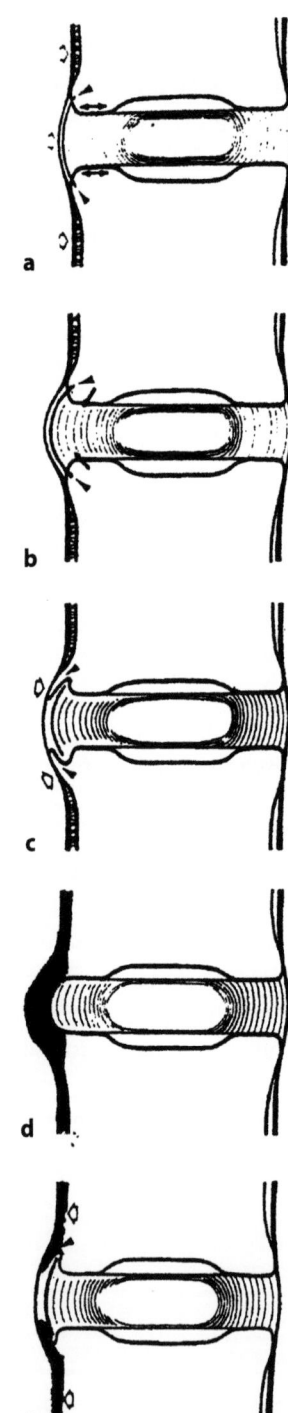

Abb. 4a-e.
Progressive Entwicklung der Spondylosis deformans, Entwicklungsstadien.
a Initialstadium, Höhenminderung des Zwischenwirbelraumes und Textstörungen der Faserringlamellen.
b Vorwölbung von Faserringlamellen und konsekutive Abhebung des vorderen Längsbandes.
c Knöcherne Begleitreaktion der Wirbelkörperrandleisten mit reaktiven Knochenausziehungen, Spondylophytenbildung.
d Komplette Überbauung des Zwischenwirbelraumes durch Spondylophyten, knöcherne Ankylosierung des Bewegungssegmentes.
e Inkomplette Ankylose, Hypertrophie des vorderen Längsbandes

Randzacken anderer Genese

Die reaktiven Veränderungen im Rahmen der Spondylosis deformans müssen von anderen Erkrankungen der knöchernen Wirbelsäule abgegrenzt werden. Hierzu zählen besonders die Veränderungen im Rahmen der Spondylitis ankylopoetica und des M. Forestier, die ein ähnliches Erscheinungsbild aufweisen. Allerdings liegt beim M. Forestier eine ausgesprochene Verknöcherung im Bereich des Bandapparates der Wirbelsäule vor, was eine Abgrenzung zu den Degenerationsprozessen erlaubt (Forestier u. Lagier 1971; Ott 1953). Die bei der ankylosierenden Spondylitis auftretenden Syndesmophyten zeigen ein überwiegend vertikales Wachstumsmuster und sind in den lateralen Anteilen der Wirbelsäule lokalisiert (Dihlmann 1968; Forestier u. Robert 1934).

Darüber hinaus sind regelmäßig die Iliosakralgelenke und die kleinen Wirbelgelenke bei dieser Erkrankung des rheumatischen Formenkreises befallen.

Spondylarthrose

An den Facettengelenken der Wirbelsäule treten häufig degenerative Prozesse in Erscheinung. Unter dem Begriff der Spondylarthrose oder apophysealen Osteoarthrose werden die Veränderungen der kleinen Wirbelgelenke zusammengefaßt.

Diese Veränderungen treten im Alter gehäuft auf und sind in Zusammenhang mit den Veränderungen im Zwischenwirbelabschnitt zu werten. Durch die schon beschriebene Höhenabnahme der Bandscheiben kommt es zu statischen Fehlbelastungen der Gelenke, die in entsprechender Weise reagieren. Dabei können auch hier in Analogie zu den Veränderungen der großen Körpergelenke verschiedene Schädigungsmuster auftreten. Neben knöchernen Kantenausziehungen sind hier auch subchondrale Sklerosierungen festzustellen. Daneben findet man regelmäßig eine Verschmälerung des Gelenkbinnenraumes, welche durch einen Schwund der Knorpelstrukturen an den Gelenkflächen verursacht wird.

DEGENERATIVE SEGMENTINSTABILITÄT. Klinisch werden diese Veränderungen durch die Stabilitätsminderungen der entsprechenden Gelenkkapseln und dadurch bedingten segmentalen Hypermobilität relevant. Da die Gelenkkapseln selbst reichlich Nervenendigungen besitzen, können hier durch abnormale Bewegungsmuster Schmerzen entstehen

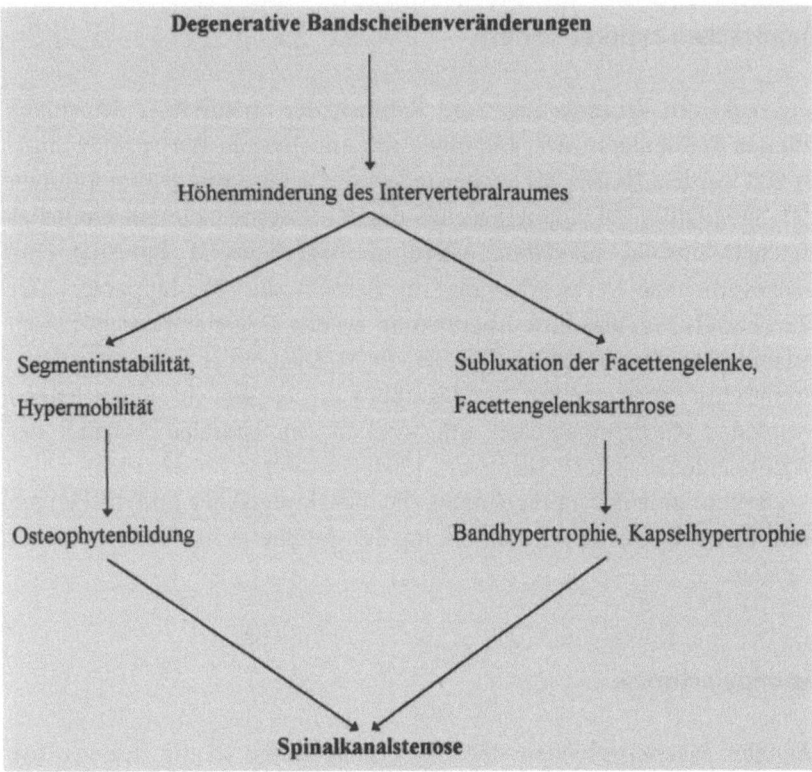

Abb. 5. Formale Pathogenese der degenerativen Spinalkanalstenose

(Beaman et al. 1993). In schweren Fällen können in diesen Bereichen sogar starke Verschiebungen der Wirbelkörper gegeneinander im Sinne von Subluxationen auftreten. In diesen Fällen spricht man von degenerativ bedingten Pseudospondylolisthesen, die im Gegensatz zu den echten Listhesen keine Kontinuitätsunterbrechung in der Interartikularportion aufweisen.

DEGENERATIVE SPINALKANALSTENOSE. Von weiterer klinischer Bedeutung sind dabei die Veränderungen im Sinne einer Hypertrophie der Facettengelenke, die durch ihre enge topographische Beziehung zu den Neuroforamina und zum Spinalkanal entsprechende Symptome zeigen können. Bei einer zu starken Vorwölbung in den Spinalkanal kann es hier ebenfalls zu neurologischen Ausfällen kommen. Besonders sei an dieser Stelle auf das Krankheitsbild der Claudicatio intermittens spinalis hingewiesen.

Abschließend sei nochmals betont, daß die beschriebenen Veränderungen in komplexem Zusammenhang zu sehen sind. Wenn man die Wirbelsäule als funktionelle Einheit betrachtet, sind mechanische Veränderungen in einer Region der Wirbelsäule zwangsläufig mit Veränderungen in anderen Regionen verbunden. Eine intervertebrale Osteochondrose führt zu einer Höhenabnahme des Intervertebralraums und so zu einer teleskopartigen Subluxation der Facettengelenke mit Fehlstellungen und Hypertrophieneigung.

Die komplexen Zusammenhänge sind schematisch in Abb. 5 zusammengefaßt.

Formale Pathogenese der degenerativen Wirbelsäulenveränderungen

Die isolierte Darstellung nur einzelner Befunde an den Zwischenwirbelscheiben, Wirbelkörpern und kleinen Wirbelgelenken ist morphologisch kaum möglich, da die Veränderungen häufig in Kombination auftreten.

Bis auf die Veränderungen der reinen fissuralen Chondropathie, die sich in der Regel nur auf die Bandscheiben beschränkt, treten die Folgeveränderungen in den unterschiedlichen Kompartimenten des Bewegungssegmentes als synchrone Schädigungen in Erscheinung.

Von einer initialen Schädigung der Bandscheiben ausgehend, entwickelt sich ein dynamisches degeneratives Geschehen, welches alle Kompartimente des Bewegungssegmentes miteinbeziehen kann. Durch die Alterationen entwickelt sich eine Texturstörung, die durch eine Segmentlockerung und abnorme Bewegungsmuster gekennzeichnet ist. Reaktive Vorgänge wie Bandscheibenfibrosierung, Dislokationen und Wirbelkörperdeformierungen sind die Folge.

Diese Vorgänge mit ihren faßbaren morphologischen Veränderungen bedingen schließlich die klinische Symptomatik der degenerativen Wirbelsäulenerkrankungen.

Tabelle 1 gibt eine Übersicht der gebräuchlichen Terminologie der degenerativen Wirbelsäulenveränderungen. Die Merkmale und Lokalisation der unterschiedlichen Schädigungen sind in Tabelle 2 zusammengefaßt.

Abbildung 6 liefert eine Übersicht der komplexen morphologischen Befunde degenerativer Wirbelsäulenschäden.

Tabelle 1. Terminologie degenerativer Wirbelsäulenerkrankungen

Diskose	Bandscheibendegeneration, regressive Bandscheibenveränderungen, Verschleiß
Chondrosis intervertebralis	Rißbildungen, Texturstörung des Bandscheibengewebes
Osteochondrose	Bandscheibenveränderungen mit reaktiver Sklerose der Wirbelendplatten
Spondylosis deformans	Reaktive knöcherne Randzackenbildung der Wirbelkörperrandleisten
Spondylarthrose	Degenerative Veränderungen der kleinen Wirbelgelenke
Bandscheibenprotrusion	Vorwölbung des Gallertkerns ohne Perforation des Faserrringes
Bandscheibenprolaps	Vorfall von Bandscheibengewebe mit Perforation des Faserringes
Schmorl-Knoten	Deckplatteneinbruch mit Verlagerung von Bandscheibengewebe in den Wirbelkörper

Tabelle 2. Übersicht und Lokalisation der degenerativen Wirbelsäulenveränderungen

	Intervertebrale Osteochondrose	Spondylosis deformans	Spondylarthrose
Lokalisation der Veränderung	Nucleus pulposus	Anulus fibrosus	Facettengelenke
Bandscheibe	Höhenminderung, Kalzifikationen, Vakuumphänomen	Höhenminderung	Höhenminderung
Wirbelkörper	Sklerose der Grund- und Deckplatten	Osteophytose	Osteophytose
Facettengelenke	Verringerung des Gelenkspaltes	Verringerung des Gelenkspaltes	Sklerose der Gelenkflächen, Randzackenbildung, Verringerung des Gelenkspaltes

Formale Pathogenese der degenerativen Wirbelsäulenveränderungen

Abb. 6a-d.
Typische degenerative Wirbelsäulenveränderungen.
a Initialstadium der Diskose. Zentrale Erweichung des Gallertkerns, noch erhaltenes Gefüge der Faserringlamellen (männlich, 65 J., Vergrößerung × 2).
b Schwergradige Osteochondrose, Höhenminderung des Zwischenwirbelraumes mit ventraler Verlagerung von Bandscheibengewebe. Deckplattensklerose, fortgeschrittene Spondylophytenbildung an den Wirbelkörpervorderflächen (Segment L-5/S-1. männlich, 64 J., Vergrößerung × 1,5).
c Sagittalschnitt durch einen isolierten Lendenwirbelkörper, LWK 3. Osteochondrose mit Deckplatteneinbruch, Verlagerung von Bandscheibengewebe in den Wirbelkörpermarkraum, Schmorl'sches Knötchen (Pfeil). Senile Osteoporose mit Verringerung der Knochentrabekel (männlich, 67 J., Vergrößerung × 2).
d Dorsaler Facettengelenkkomplex im Segment L 3-4 eines isolierten Lendenwirbelkörpers. Konzentrische Hypertrophie der Gelenkflächen, Verschmälerung des Gelenkspaltes bei schwergradiger Spondylarthrose. Subchondrale Sklerose der gelenknahen Knochenanteile, Kalzifizierung von Faseranteilen des Lig. flavum (Pfeil) (männlich, 84 J., Vergrößerung × 4)

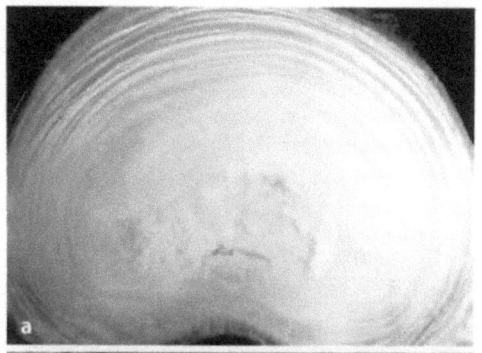
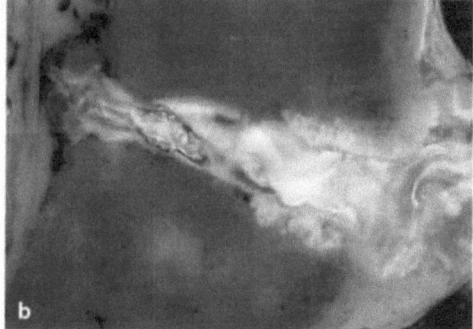
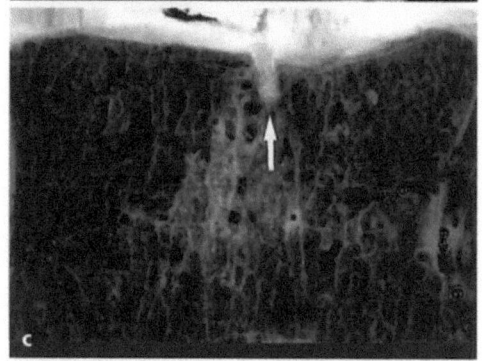
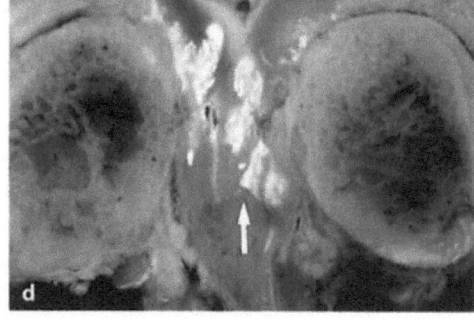

Übersicht bisher erschienener Beiträge

Entsprechend der Prävalenz und Inzidenz degenerativer Wirbelsäulenveränderungen liegen zu diesem Themenbereich umfangreiche Arbeiten vor.

Die formale Pathogenese und Pathomorphologie sind schon in frühen Arbeiten recht ausführlich beschrieben worden und haben bis heute noch Gültigkeit.

Erstmals wurde bereits von Luschka 1858 in seiner Monographie „Die Halbgelenke des menschlichen Körpers" zusammenfassend über den Stand der damaligen Wirbelsäulenforschung berichtet. Diese Arbeit geriet jedoch lange in Vergessenheit. Erst mit dem Fortschritt der technischen Entwicklung und der Einführung der Röntgendiagnostik in den klinischen Alltag gelang es, die Veränderungen der Wirbelsäule systematischer zu erfassen.

1932 wurden umfangreiche Studienergebnisse von Schmorl publiziert. Er untersuchte an 4.253 Präparaten die Ausdehnung der *Spondylosis deformans* an der Brust- und Lendenwirbelsäule. Dabei stellte er einen starken Anstieg der Häufigkeit bei Männern und Frauen in verschiedenen Lebensaltern fest.

Gantenberg stellte 1929 eine vermehrte Inzidenz von Spondylophyten an den Wirbelsäulen von Bergleuten fest, die bei der Begutachtung von 1.200 radiologischen Aufnahmen aufgefallen waren.

Allerdings sei schon an dieser Stelle darauf hingewiesen, daß der morphologische Befund für sich alleine noch kein klinische Bedeutung haben muß.

PATHOMORPHOLOGIE. Umfangreiche Schriften zur Wirbelsäulenpathologie stammen von Junghans, der die Untersuchungen von Schmorl weiterführte (Junghans 1939; Schmorl u. Junghans 1932).

Die ersten systematischen Untersuchungen zur normalen Anatomie und altersabhängiger stadienhafter Degenerationen der Bandscheiben stammen von Coventry. Er untersuchte die unterschiedlichen Anteile des Zwischenwirbelraumes bei Individuen in verschiedenen Lebensdekaden (Coventry et al. 1945).

Eine übersichtliche Darstellung degenerativer Wirbelsäulenerkrankungen mit Korrelation von pathomorphologischen und radiologischen Befunden hat Resnick erstellt (Resnick 1985).

PATHOPHYSIOLOGIE. Neben Untersuchungen zur Pathomorphologie existieren grundlegende Arbeiten zur Pathophysiologie und Biomechanik der Bandscheiben.

Von zentraler Bedeutung ist in diesem Zusammenhang der Quellungsdruck der Bandscheiben, wie die zahlreichen Untersuchungen von Nachemson belegen konnten (Nachemson et al.1979, Nachemson u. Morris 1964). Auch Püschel hat schon in der Abnahme des Wassergehalts des Bandscheibengewebes das Initialstadium der Degeneration gesehen (Püschel 1930).

Nach den Untersuchungen von Krämer stellen der Bandscheibenbinnenraum und die knorpeligen Grund- und Deckplatten zusammen mit der Spongiosa der benachbarten Wirbelkörper ein osmotisches System dar, welches bei der Versorgung auf Diffusion angewiesen ist. Nach Ansicht von Krämer liegt die Hauptursache der Bandscheibendegeneration in der frühzeitigen Alterung bradytropher Gewebe, begünstigt durch statisch-mechanische Einflüsse. Besonders der aufrechte Gang des Menschen führt zwangsläufig zu vermehrten Belastungen im Bereich der lumbalen Bewegungssegmente (Krämer 1994).

BIOCHEMISCHE GESICHTSPUNKTE. Auch die biochemischen Verhältnisse des Bandscheibengewebes sind häufig untersucht worden. Nach den Untersuchungen von Urban u. Maroudas (1980) bestehen ca. 50% des Trockengewichtes des Anulus fibrosus und bis zu 20–30% des Nucleus pulposus aus Kollagen. Dabei stellen Typ I und II die Hauptkomponenten des Kollagens der Bandscheiben dar. Weitere Subtypisierungen der Kollagenstrukturen wurden von Nerlich et al. durchgeführt. Dabei verwendeten sie verschiedenen Antikörper gegen interstitielles Kollagen. Dabei stellten sie eine toporegional unterschiedliche Verteilung von Typ I, II, III, V, VI, IX, und XI Kollagen im Bandscheibengewebe fest (Nerlich et al. 1997, 1998).

Ein weiterer Hauptbestandteil der Bandscheibe sind Proteoglykane. Dabei handelt es sich um makromolekuläre Eiweiß-Zucker-Komplexe (Krämer 1994; Urban u. Maroudas 1980). Aufgrund ihres hohen effektiven hydrodynamischen Volumens binden diese Makromolekülkomplexe einen großen Teil der Bandscheibenflüssigkeit.

Damit tragen sie im wesentlichen zum osmotischen Druck der Bandscheibe und zur Hydratation unter externer Lasteinwirkung bei. Dabei sind die Flüssigkeitsströme unter den wechselnden Belastungssituationen der Wirbelsäule auch für den Nährstofftransport unerläßlich. Besonders Krämer weist immer wieder darauf hin, daß das osmotische

System der Zwischenwirbelscheibe wegen des Fehlens von Blutgefäßen auf Bewegung angewiesen ist, um eine ausgeglichene Stoffwechselsituation zu erreichen (Krämer 1994).

Auch die Untersuchungen von Buckwalter (1995) haben zum Verständnis der Stoffwechselsituation der Bandscheiben beigetragen. Er konnte zeigen, daß eine Abnahme des Nährstoffangebotes der Zellen im Zwischenwirbelraum mit einem Anstieg der Laktatkonzentration durch die anaerobe Stoffwechselsituation korrelierte. Ansteigende Laktatspiegel führen zwangsläufig zu einer Abnahme des pH-Wertes, wodurch biochemische Zellfunktionen negativ beeinflußt werden.

EXOGENE FAKTOREN. Ähnliche Untersuchungen stammen von Oshima u. Urban, die den Effekt von Laktat und pH-Wert auf die Proteoglykane und Proteinsyntheserate im Zwischenwirbelgewebe untersuchten (Oshima u. Urban 1992). Holm konnte in seinen Untersuchungen zeigen, daß auch inhalatives Rauchen zu einem Anstieg der Laktatkonzentration im Bandscheibengewebe führen kann (Holm u. Nachemson 1984).

ENDOGENE FAKTOREN. Andere Untersuchungen weisen auf neue Gesichtspunkte zur Rolle von Enzymen bei der Entstehung von Bandscheibenveränderungen hin. Fujita u. Nakagawa untersuchten die Auswirkung neutraler Proteinasen auf menschliches Bandscheibengewebe. Sie konnten zeigen, daß degenerativ veränderte Bandscheiben einen höheren Prozentsatz an Proteinasen enthalten welche unter pathologischen Bedingungen in den Zwischenwirbelraum gelangen und dort autolytische Veränderungen unterhalten (Fujita u. Nakagawa 1993).

Weitere Untersuchungen zu Metabolismus und Enzymphysiologie lieferte Franson. Er konnte anhand von Biopsiematerial von Bandscheiben einen hohen Anteil des Arachidonsäuremetaboliten Phospholipase A2 *(PLA2)* nachweisen, der für ödematöse Schwellungen und Schmerzentstehung bei degenerativen Bandscheibenleiden mitverantwortlich ist (Franson et al. 1992).

FREMDGEWEBSABLAGERUNGEN. Ebenfalls ausführlich untersucht worden sind die variablen Einlagerungen von Fremdgewebe im Zwischenwirbelraum. 1858 hat schon Luschka kreideähnliche Ablagerungen im Bandscheibengewebe beschrieben. 1897 berichtete Benecke über dunkle, verwaschene Flecken im Röntgenbild von Bandscheiben, die er auf einen erhöhten Kalkgehalt zurückführte.

Auch Calve u. Galland beschrieben schon ähnliche Veränderungen 1922 in ihren Röntgenuntersuchungen.

Genauere anatomische Untersuchungen über Verkalkungen hat erstmalig Schmorl angestellt. Dabei konnte er feststellen, daß sich besonders kohlensaurer und phosphorsaurer Kalk im Gewebe der Zwischenwirbelscheiben ablagert (Schmorl 1932).

In der Folgezeit haben sich Kliniker und Radiologen ausgiebig mit der Erforschung der Bandscheibenverkalkung beschäftigt. Dabei wurde die Entstehung der Verkalkungen von einigen Untersuchern auf rezidivierende Traumen zurückgeführt (Lyon 1930; Rose u. Mentzingen 1930; Schapira 1934). Von anderer Seite wurden die Zwischenwirbelverkalkungen für rein degenerative Prozesse gehalten. Andererseits wurden auch entzündlich-rheumatische Ursachen für die Chondrokalzinose angeschuldigt (Fiedler 1953; Lucca 1934). Nach den Untersuchungen von Rathcke (1932) ist die Verteilung der Kalkablagerungen im Bandscheibengewebe unterschiedlich. Nach seinen Untersuchungen fanden sich bis zu 71% der Verkalkungen im Gallertkern, aber nur bis zu 6,5% im Bereich des Anulus fibrosus.

Die Frage, inwieweit diese Verkalkungen eine klinische Bedeutung bei der Entstehung von Rückenbeschwerden haben, wird noch kontrovers diskutiert. Krämer mißt diesen Veränderungen keine klinische Bedeutung bei (Krämer1994).

Neben Kalkablagerungen findet man Einlagerungen anderer Gewebearten im Bandscheibenbereich. Schmorl beschrieb schon 1928 die Einlagerung fibröser Gewebeherde, welche meist im Gallertkerngebiet sitzen.

Bei seinen Untersuchungen konnte er feststellen, daß das fibröse Gewebe durch Spalten in den Knorpelplatten aus den angrenzenden Markräumen der Wirbelkörper eingedrungen ist. In schweren Fällen kann das Bandscheibengewebe vollkommen durchwuchert sein, wobei das wenig elastische fibröse Gewebe zu einer Versteifung des Zwischenwirbelabschnitts führen kann. Güntz hat solche Zwischenwirbelversteifungen eingehend geschildert (Güntz 1937).

NEOVASKULARISATION. Neben der Ausbreitung von fibrösen Gewebeherden sind auch Gefäßeinsprossungen von klinischem Interesse. Diese werden besonders im Gebiet des Faserrings beobachtet und als Ausheilungszustände von konzentrischen Rissen gewertet.

Eine vergleichende histologische und angiographische Untersuchung an degenerativ veränderten Bandscheiben stammt von Kaupilla (1995).

BANDSCHEIBENVERKNÖCHERUNG. Nicht allzu selten werden Einwucherungen von fibrösem Gewebe und Blutgefäßen von Knocheneinlagerungen begleitet. Wahrscheinlich sind in solchen Fällen knochenbildende Zellen aus den Markräumen der Wirbelkörper für diese heterotrope Ossifikation verantwortlich (Schmorl 1928). In extremen Fällen kann es zu einer knöchernen Ankylosierung des Zwischenwirbelraumes kommen (Schmorl u. Junghans 1968).

BANDSCHEIBENDISLOKATIONEN. In der Literatur existieren ebenfalls ausführliche Beschreibungen zur Verlagerung von Bandscheibengewebe. Man unterscheidet dabei zwischen einer Verlagerung von Gewebe aus dem Zwischenwirbelraum in den Wirbelkanal, wobei dann neurologische Symptome durch Wurzeleinklemmungen auftreten können, und einer Verlagerung von Bandscheibengewebe in den Wirbelkörper. Schon Luschka erwähnte diese Verlagerungen bei seinen Untersuchungen. Schmorl hat diese Veränderungen genauer untersucht und eingehend beschrieben. In der Literatur werden sie demnach auch als „Schmorl'sche Knötchen" bezeichnet. Eine Untersuchung zur Pathomorphologie der intervertebralen Dislokationen findet sich bei Resnick. Er führte eine Reihenuntersuchung an 300 autoptisch entnommenen Wirbelsäulenpräparaten durch (Resnick u. Niwayama 1978). Die histologischen Bandscheibenveränderungen, die zu einer Dislokation führen, sind ebenfalls eingehend beschrieben (Yasuma et al. 1986, Yasuma et al. 1993).

Die Möglichkeit, daß Bandscheibengewebe in den Wirbelkörper eindringt, ist nur gegeben, wenn die knorpeligen Grund- und Deckplatten Lücken aufweisen. Neben vorbestehenden Faktoren einer verminderten Widerstandsfähigkeit kommen noch Krankheitsprozesse und degenerative Faktoren für die Gewebeverlagerung in Betracht. Den Zusammenhang zwischen Schmorl-Knoten und Osteoporose untersuchten Boukhirs u. Becker (1974). Zu den entwicklungsgeschichtlichen Veränderungen gehören Schlußunregelmäßigkeiten der Knorpelplatten, die besonders im Bereich der Durchtrittsstellen der Chorda dorsalis und der ehemaligen Bandscheibengefäße ausgebildet sind (Böhmig 1931).

DECKPLATTENVERÄNDERUNGEN. Wenn solche entwicklungsgeschichtlichen oder durch Alterung bedingten örtlichen Schädigungen der Knorpelplatten vorliegen, dann kann der Ausdehnungsdruck des Gallertkerns in Verbindung mit den täglichen Belastungen der Wirbelsäule zu Einrissen in diesen Bereichen führen. Vergleichende Studien über die Knorpelknötchenentwicklung sind auch an Tieren durchgeführt worden (Keyes

u. Compere 1932, Lob 1933, Müller 1932). Die Angaben über die Häufigkeit dieser Veränderungen variieren beträchtlich. Nach Schmorl und Junghans kommen Deckplatteneinbrüche im pathologisch-anatomischen Untersuchungsgut in 38% vor, wohingegen sie im Röntgenbild nur in 13,5% sichtbar sind. Eine Erklärung dafür liegt darin begründet, daß nur größere Einbruchsherde mit reaktiven Knochenschalen im angrenzenden Gewebe sicher zu identifizieren sind (Schmorl u. Junghans 1932, 1968). Genaue Untersuchungen zur Pathomorphologie und den radiologischen Veränderungen der Wirbelendplatten sind von Aoki et al. 1987 durchgeführt worden.

WIRBELGELENKE. Die pathologischen Veränderungen der kleinen Wirbelgelenke sind ebenfalls eingehend untersucht worden. Grundlegende Arbeiten stammen von Güntz (1934), Lange (1934) und Junghans (1951). Sie alle beschreiben einen ursächlichen Zusammenhang zwischen der Osteochondrosis intervertebralis und der Spondylarthrose der kleinen Wirbelgelenke.

Eine Untersuchung zu den Altersveränderungen und ihrer biomechanischen Funktion führten Taylor u. Twomey 1986 durch.

Neuere Untersuchungen ergaben einen Zusammenhang zwischen der Asymmetrie der lumbalen Gelenkflächen und dem Auftreten von *Bandscheibenherniationen* (Cassidy et al. 1992). Ähnliche Untersuchungen wurden von Noren durchgeführt. Er kam zu dem Ergebnis, daß Gelenkhypertrophie und Gelenkfehlstellung ein Risikofaktor für die Progredienz degenerativer Bandscheibenschäden sind (Noren et al. 1990).

DIAGNOSTISCHE VERFAHREN. Im Rahmen der allgemeinen Diagnostik werden zunächst konventionelle Röntgenaufnahmen der Wirbelsäule in zwei Ebenen angefertigt. Dabei ist bei den degenerativen Veränderungen besonders auf die Höhenminderung des Zwischenwirbelabschnittes zu achten. Neben den Verdichtungen der Grund -und Deckplatten sind die typischen spondylotischen Ausziehungen zu bewerten. Zur Beurteilung der Gelenke sind 45° Schrägaufnahmen anzufertigen, auf denen die Stellung der Gelenkfortsätze und osteophytäre Appositionen zu erkennen sind.

Neben der konventionellen Diagnostik zählt heute die Computertomographie zu den Standarduntersuchungen bei krankhaften Wirbelsäulenveränderungen.

Nachdem Ambrose und Hounsfield (1973) diese Methode eingeführt hatten, fand sie zunächst Anwendung in der Diagnostik der Neuroradiologie. Zahlreiche Untersuchungen belegten die Bedeutung der Computertomographie bei der Darstellung von Weichteilgeweben (Bradley et al. 1978; Ruegsegger et al. 1976).

Nach den Untersuchungen von Brocher und Willert (1980) erwies sich die Computertomographie bei der Darstellung von Wirbelkörpern, Bandscheiben und Weichteilgeweben allen bis dahin eingesetzten Verfahren als überlegen.

Besonders für die Beurteilung des Spinalkanals, der Wirbelgelenke und Zwischenwirbellöcher ist die Computertomographie unerläßlich geworden (Sheldon et al. 1977, Neumann u. Steinbrich 1981). Die computertomographische Untersuchung der Weichteilstrukturen der Wirbelsäule sind ausführlich von Haughton et al. (1980) beschrieben worden. Ähnliche Untersuchungen sind von Lee et al. (1978) durchgeführt worden.

Auch die Diagnostik bei klinischem Verdacht auf Bandscheibenvorfälle ist durch die Computertomographie sensitiver geworden. Nach den Untersuchungen von Fries et al. (1984) ergab sich eine Sensitivität von 88-100% bei Patienten mit lumbalen Bandscheibenvorfällen. Dies verdeutlicht die Wertigkeit dieses Untersuchungsverfahrens bei der Beurteilung von Wirbelsäulenschäden.

Vergleichende klinische Studien zur computertomographischen Darstellung lumbaler Bandscheibenvorfälle stammen von Williams und Haughton (1982).

Eine übersichtliche Darstellung der bildgebenden diagnostischen Verfahren bei degenerativen Wirbelsäulenveränderungen stammt von Modic. Dabei wurden die diagnostisch relevanten Möglichkeiten der verschiedenen Verfahren wie z. B. der Computertomographie und der Magnetresonanztomographie (MRT) untersucht (Modic et al. 1988).

Modic et al. untersuchten auch schon frühzeitig die diagnostischen Möglichkeiten der MRT bei der Erfassung der initialen Stadien der Bandscheibendegeneration (Modic et al.1984).

Vergleichende biomechanische, histologische und radiologische Untersuchungen mit MRT-Befunden sind von Tertti et al. (1991) durchgeführt worden. Dabei stellte sich heraus, daß biochemische Veränderungen durchaus mit einer geänderten Signalintensität im MRT korrelieren. Somit scheint die MRT ein geeignetes Verfahren in der Diagnostik der Frühformen von Bandscheibenveränderungen darzustellen.

Aber die MRT ist auch ein geeignetes Verfahren, um die anderen Veränderungen darzustellen. Untersuchungen zu intradiskalen Kalkablagerungen und dem entsprechenden Befund in der MRT sind von Bangert et al. (1995) durchgeführt worden. Dabei stellen sich die

Verkalkungen als signalintensive Areale in den T 1 gewichteten Aufnahmen dar.

Die strukturellen Veränderungen der Wirbelkörpermarkräume sind ebenfalls von Modic et al. untersucht worden (1988). Analoge Untersuchungen führten Hajek et al. (1987) durch.

Allgemein besteht die Ansicht, daß die MRT ein gutes Verfahren zur Diagnostik degenerativer Bandscheibenveränderungen darstellt (Schulitz u. Schöppe 1994).

Eigene Untersuchungen

Bandscheibe, Wirbelkörper und Wirbelgelenke sowie das umliegende Weichteilgewebe stellen die funktionelle Einheit des Bewegungssegmentes dar. Der Beginn der degenerativen Veränderungen ist jedoch zuerst im Bereich der Zwischenwirbelscheiben festzustellen. Erst anschließend werden die übrigen Anteile des Bewegungssegmentes in Mitleidenschaft gezogen, da diese Prozesse selten streng lokalisiert bleiben. Vielmehr bedingen und beeinflussen sich die verschiedenen Veränderungen der einzelnen Kompartimente des Bewegungssegmentes und der übrigen Anteile der Wirbelsäule gegenseitig. Die verschiedenen Aspekte der Pathomorphologie degenerativer Wirbelsäulenerkrankungen werden in unseren Untersuchungen zu diesem Thema dargestellt.

Die Untersuchungen wurden an 40 isolierten, postmortal entnommenen menschlichen Lendenwirbelsäulen durchgeführt. Dabei wurden die Lendenwirbelsäulen von erwachsenen Verstorbenen im Alter von 34 bis 87 Jahren untersucht.

Anamnestisch waren in zwei Fällen die Wirbelsäulenveränderungen wesentlich Folge anderer Grunderkrankungen. In einem Fall lag ein M. Bechterew vor, in einem anderen Fall waren die Veränderungen im Rahmen einer Fraktur mit posttraumatischer sekundärer Knochenheilung eingetreten.

Die Präparate wurden im Rahmen der durchgeführten Obduktionen im Institut für Pathologie an den Kliniken Bergmannsheil entnommen. Nach der Entfernung der inneren Organe erfolgte zunächst die Präparation der Muskelansätze der Iliopsoasmuskulatur zu beiden Seiten der Lendenwirbelsäule. Mit einem Meißel wurden anschließend die knöchernen Verbindungen durchtrennt.

Nach der Entnahme der kompletten Lendenwirbelsäulen wurden zunächst Nativröntgenaufnahmen im seitlichen und anterior-posteriorem (a.-p.) Strahlengang angefertigt. Sofern bei dieser Untersuchung schon pathologische Veränderungen zu erkennen waren, wurden die Präparate zusätzlich computertomographisch untersucht.

Anschließend wurden die Präparate bei - 80 C° tiefgefroren, danach wurden sie mit einer Standsäge in sagittale und transversale Schnitte zerlegt. Von den geschnittenen Präparaten wurden erneut Röntgenbilder angefertigt. Zur makroskopischen Dokumentation der Befunde wurden zusätzlich Übersichts – und Detailaufnahmen angefertigt.

Für die weitere Bearbeitung erfolgte eine Fixierung der Präparate in 5% Formaldehyd (Formalin). Im Anschluß daran wurden entsprechend dünnere Knochenscheiben angefertigt und je nach erhobenem Befund erneut geröntgt. Danach wurden die Präparate zur Dekalzifikation mit einer Lösung aus Trichloressigsäure und Zinkchlorid (*Ossa-Fixon*) behandelt.

Für die anschließenden histologischen Untersuchungen erfolgte eine Paraffineinbettung und Anfertigung von Schnittpräparaten in der üblichen HE/EvG-Färbung.

Für die elektronenmikroskopischen Untersuchungen erfolgte zusätzlich eine Goldbedampfung der entparaffinierten Schnittpräpararte.

Die Befunde wurden protokolliert und photographisch dokumentiert.

Technische Hilfsmittel

Die Röntgenaufnahmen wurden überwiegend mit einem „Faxitron" Biopsieröntgengerät, ausgestattet mit einer Focusröhre der Firma *Field Emission Corporation* angefertigt.

Als Filmmaterial verwendeten wir einen folienlosen Kodak-X-OMAT Film.

Es wurden weichteilarme Lendenwirbelsäulenabschnitte im lateralen und a.-p.-Strahlengang geröntgt. Der Focus – Filmabstand betrug 50 cm bei 50–80 kV Röhrenspannung und 8–12 s. Belichtungszeit. Die Brennfleckgröße betrug 0,5 mm bei einem Strahlungswinkel von 30°.

Die computertomographischen Aufnahmen wurden mit einem *Tomoscan SR-7000* der Firma *Philips* und einem *CT PQ-2000* der Firma *Picker* angefertigt. Als Schichtdicke wählten wir 3–5 mm für die Transversalaufnahmen, die Röhrenspannung betrug 100-140 kV bei 200-250 mA Röhrenstrom. Um Teilvolumeneffekte auszuschließen wurden zunächst Übersichtsaufnahmen angefertigt, so daß die Bildebene des CT möglichst senkrecht zur Längsachse des Präparates ausgerichtet werden konnte. Somit ließen sich überlagerungsfreie transversale Schichtaufnahmen erstellen. Zur besseren Darstellung der knöchernen Strukturen wurden die Aufnahmen überwiegend im „Knochenfenster" aufgenommen. Auch bei dieser Geräteeinstellung war die Differenzierung von Weichteilstrukturen des Spinalkanals und des Paravertebralraumes ausreichend möglich.

Die Erstellung der 3-D Rekonstruktionen erfolgte durch die Umrechnung der transversalen Schichtaufnahmen mittels spezieller Software-Programme in der Computeranimation. Für die 3-D Rekonstruktionen wurde eine Schichtdicke von 1-1,5 mm gewählt, um eine detailliertere Auflösung in der Bildreproduktion zu erlangen. Nach Summation der Informationen aus den einzelnen Schichtaufnahmen konnten dann sagittale Bilder der Präparate errechnet werden. Über das Arbeitspult konnten die errechneten Bilder in allen Ebenen auf dem Monitor justiert und reproduziert werden.

Die makromorphologischen Befunde wurden mit einer *Leica* MD-2 und einem *Kodak-T-64* Kunstlichtlichtfilm mit variablen Belichtungszeiten photographiert. Die Aufnahmen der histologischen Präparate erfolgten mit einem Axiophot-Photomikroskop *Carl-Zeiss*. Als Elektronenmikroskop verwendeten wir das *DSM-940* der Firma *Carl-Zeiss*.

Pathologie der Bandscheiben und des Zwischenwirbelraumes – Morphologie und korrelierende radiologische Befunde

Von den 40 untersuchten Wirbelsäulenpräparaten von Verstorbenen weisen alle unterschiedlich stark ausgeprägte Veränderungen auf. Am häufigsten sind dabei die unteren Abschnitte der Lendenwirbelsäule und des lumbosakralen Übergangs von Individuen im Alter von 34 bis 87 Jahren betroffen. Dabei ist eine Zunahme der degenerativen Veränderungen mit fortgeschrittenem Lebensalter festzustellen.

Lediglich in zwei Fällen sind die Wirbelsäulenveränderungen unabhängig von Alterungsprozessen eingetreten. Hierbei handelte es sich einmal um einen M. Bechterew (Spondylarthritis ankylosans, s. Abb. 32), des weiteren um posttraumatisch aufgetretene Umbauprozesse nach einem Polytrauma (s. Abb. 31a-b).

Makroskopische Befunde an den Zwischenwirbelscheiben

Zur wesentlichen Beurteilung der chondrotischen Veränderungen der Bandscheiben dient die Höhenabnahme des Zwischenwirbelraumes. Degenerationsprozesse mit Austrocknung und Faserzerfall des Bandscheibengewebes führen zu Rißbildungen, der sog. *fissuralen Chondropathie*. Die dadurch bedingte Texturstörung im Bewegungssegment unterhält die Progredienz der Degeneration mit kontinuierlicher Zusammensinterung der Intervertebralräume.

Bei den Initialstadien der Osteochondrose ist der Turgor der Bandscheibe noch weitgehend regelrecht, so daß hier häufig normale Höhenverhältnisse des Intervertebralraumes vorliegen (Abb. 7). Bei der Präparation ist dies durch das Hervorquellen des Gallertkerns aus seinem Bett festzustellen.

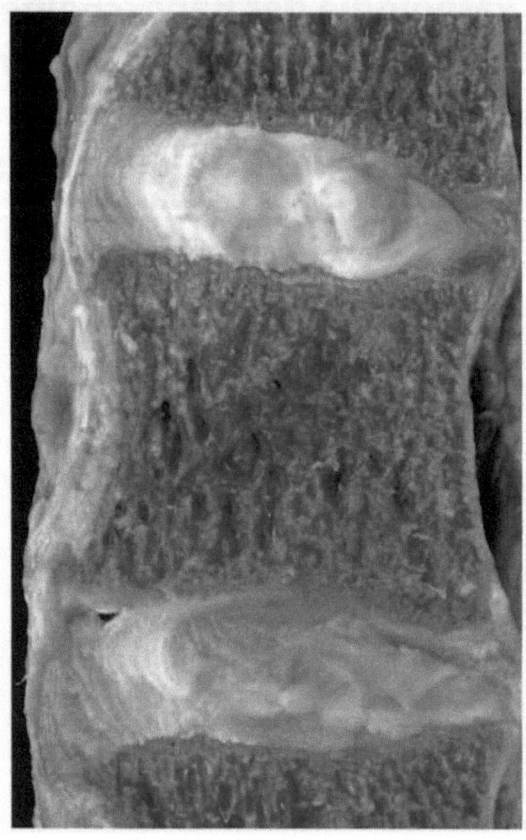

Abb. 7. Sagittalschnitt durch ein isoliertes LWS-Präparat, Segment L 3–5. Initiale Osteochondrose, erhaltene Quellkraft des Gallertkerns. Regelrechte Strukturierung der Grund- und Deckplatten. Unauffällige Markräume der Wirbelkörper mit regelmäßiger Trabekulierung (männlich, 55 J., Vergrößerung × 2).

In 26 Fällen mit radiologisch erkennbarer Höhenminderung des Intervertebralraumes lassen sich entsprechende makroskopische Befunde der Zwischenwirbelscheiben erheben. Dabei sind die unteren LWS-Abschnitte und die Lumbosakralregion am stärksten betroffen. Hierbei zeigt sich häufig eine Zunahme der degenerativen Veränderungen von kranial nach kaudal. Der Grund dafür ist in der statisch biomechanisch höheren Belastung der unteren Bewegungssegmente zu sehen.

FISSURALE CHONDROPATHIE, FREMDGEWEBSEINLAGERUNGEN, ZYSTISCHE DEGENERATION. Bei der Aufarbeitung der Präparate in sagittalen Schnitten war das Ausmaß der Veränderungen mit Höhenabnahme, Turgorverlust und Rißbildung im Zwischenwirbelraum beurteilbar. Weiterhin sind Veränderungen der angrenzenden knöchernen Kompartimente und Einlagerung von Fremdsubstanzen im Bandscheibengewebe nachzuweisen (Abb. 8-11). Dabei sind besonders die zentralen Bandscheibenareale betroffen.

Die Rißbildungen kommen häufig in den zentralen Bandscheibenarealen vor. Von dort erfolgt eine überwiegend kontinuierliche Ausbreitung bis in die äußeren Faserringlamellen. Die Ablagerung von Phosphatkristallen ist disseminiert im Bereich degenerierter Faserlamellen vorhanden (Abb. 8d -11b). Der Fortgang der Osteochondrose ist neben Rißbildung unterschiedlichen Ausmaßes auch durch Kavernenbildung gekennzeichnet.

Bei diesen schwerstgradigen Veränderungen handelt es sich um eine *zystische Degeneration* mit subtotalem Verschleiß des Bandscheibengewebes und extremer Höhenabnahme des Intervertebralraumes (Abb. 11b.)

Auch anhand von Transversalschnitten läßt sich das Schädigungsmuster der *Chondrosis intervertebralis* studieren. Ausgehend von den initialen Veränderungen im Bereich des Gallertkernes ist eine Mitbeteiligung der umliegenden Faserringlamellen zu belegen. Dabei zeigen sich Austrocknungserscheinungen mit Strukturauflockerung unterschiedlichen Ausmaßes im Gallertkern. Im Zusammenhang mit der Auflockerung der zentralen Bandscheibenareale sind hier häufig zystische Höhlenbildungen vorhanden. Eine Mitbeteiligung des umliegenden Faserringgewebes zeigt eine zentrifugale Ausbreitung mit Texturstörung unter Betonung der dorsalen Faserringlamellen (Abb. 12 u. 13). Auffällig ist hier die Aufhebung des konzentrischen Faserverlaufs mit partieller Faserumkehr.

Zusammenfassend betrifft die *Chondrosis intervertebralis* den Gallertkern und die Faserringanteile der Bandscheibe. Morphologisches Kennzeichen sind hierbei die oft multiplen Rißbildungen. Die Deckplattenverhältnisse sind bei der reinen *Chondrose* der Bandscheiben unauffällig.

Abb. 8a–d.
Übersicht der Veränderungen im Intervertebralraum und den angrenzenden knöchernen Kompartimenten.
a Intervertebralraum L 4–5 eines isolierten LWS-Präparates im Sagittalschnitt. Multiple Rißbildungen im Faserringgewebe, braune Verfärbung in den ventralen Bezirken (links). Initiale Sklerose der Deckplatten und Spondylophytenbildung (männlich, 67 J., Vergrößerung × 4).
b Intervertebralraum L 4–5 einer isolierten LWS im Sagittalschnitt, disseminierte Ablagerung von Pyrophosphatkristallen bei sekundärer Chondrokalzinose der Bandscheiben (männlich, 84 J., Vergrößerung × 4).
c Intervertebralraum L 3–4 einer isolierten LWS im Sagittalschnitt, ausgeprägte Sinterung des Zwischenwirbelraumes mit ventraler Dislokation von Bandscheibengewebe. Reaktive Spondylophytenbildung in den ventralen Anteilen des LWK 4 (männlich, 62 J, Vergrößerung × 2).
d Intervertebralraum eines unter c gezeigten Präparates. Nahezu vollständige Auflösung der Zwischenwirbelscheibe mit zentraler Höhlenbildung. Deckplattensklerose und ausgeprägte Spondylose der Wirbelrandleisten

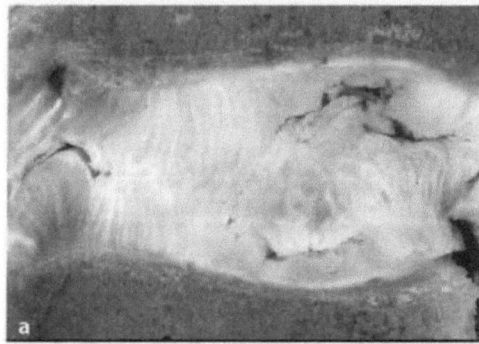
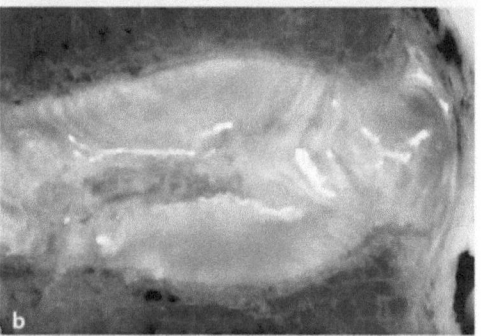
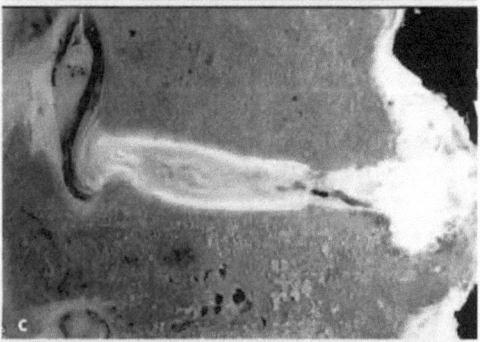
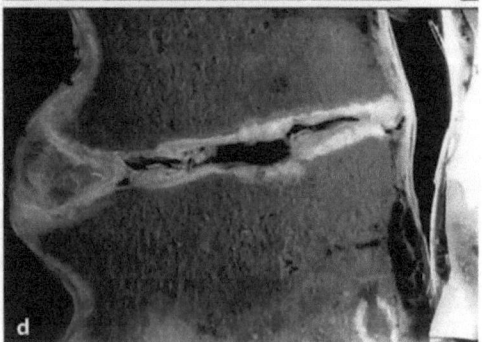

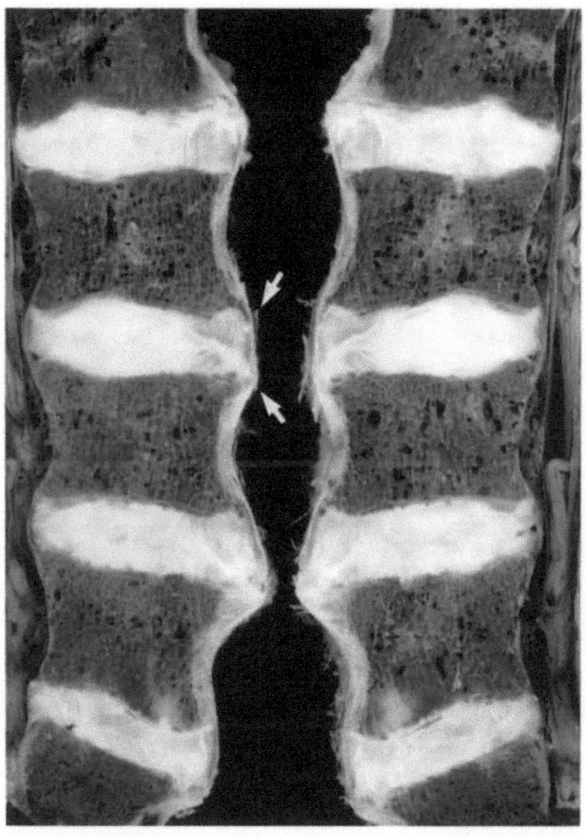

Abb. 9. Sagittalschnitt durch ein isoliertes LWS-Präparat, L 1–5. Von kranial nach kaudal Zunahme der osteochondrotischen Bandscheibenveränderungen, kontinuierliche Abnahme der Zwischenwirbelhöhe. Initiale Randkantenausziehungen im Bandscheibenraum L 2–3 (Pfeile) (männlich, 67 J.)

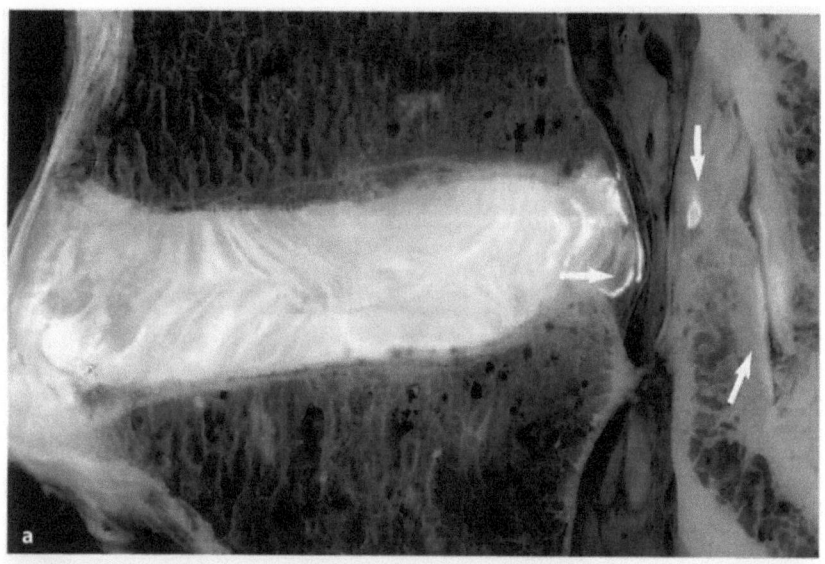
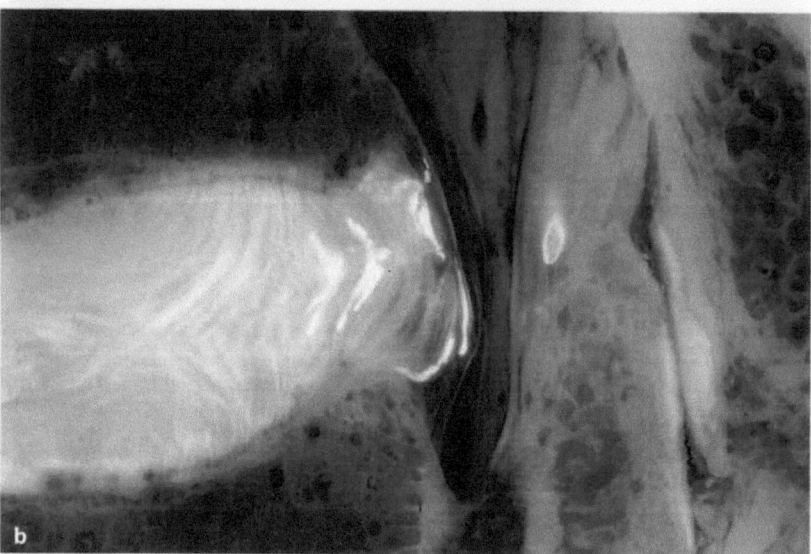

Abb. 10. a Sagittalschnitt eines isolierten LWS-Präparates, Segment L 4–5. Disseminierte Kalzifikationen in den dorsalen Faserringlamellen und dem hinteren Längsband (Pfeil). Isolierter Herd im Bereich des Lig. flavum (Pfeil). Facettengelenk mit Sklerose der Gelenkflächen (Pfeil) (männlich, 67 J., Vergrößerung × 4). **b** Ausschnittsvergrößerung des dorsalen Wirbelkompartiments. Subchondrale Sklerose der Gelenkflächen, deutliche Reduktion der knorpeligen Gelenkanteile. Ausgeprägte Ablagerung von kristallinen Substanzen bei Chondrokalzinose des Bandscheibengewebes (männlich, 67 J., Vergrößerung × 6)

Makroskopische Befunde an den Zwischenwirbelscheiben 33

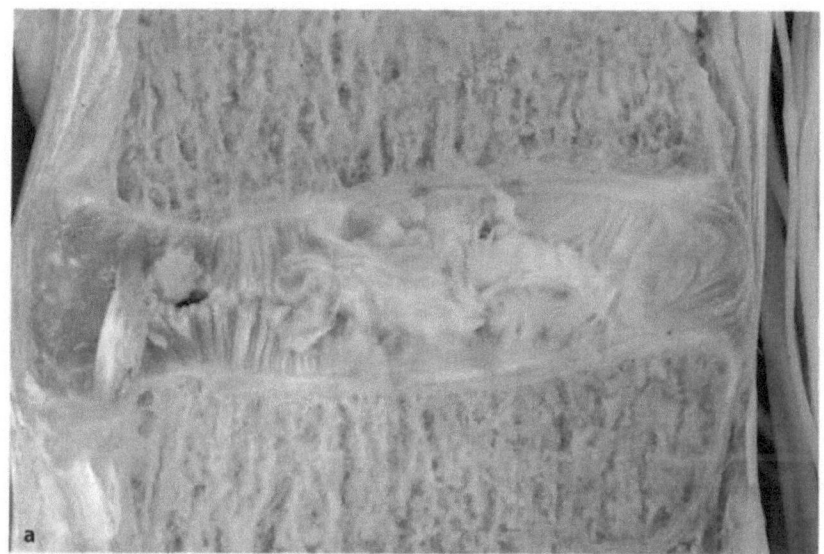

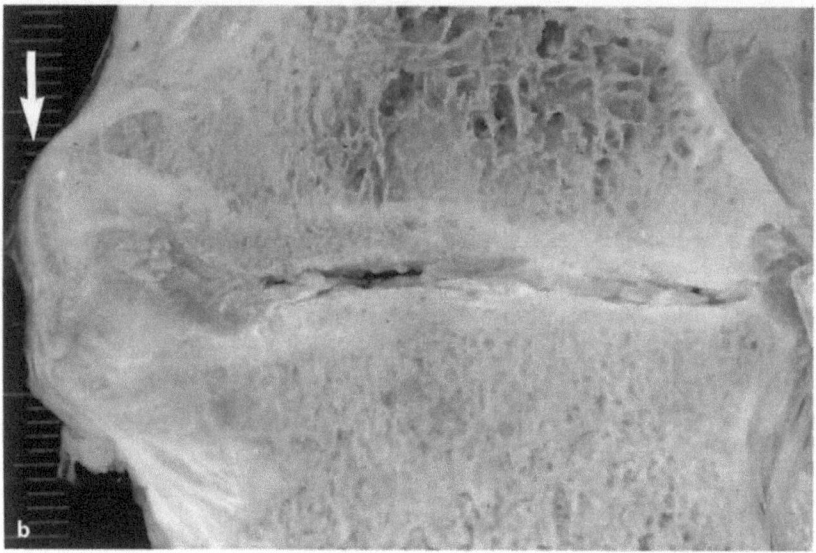

Abb. 11. a Intervertebralraum L 3–4 eines isolierten LWS-Präparates. Fortgeschrittene Osteochondrose mit faseriger Degeneration und Texturstörung der Faserringlamellen. Weitgehend regelrechte Verhältnisse an den Wirbelkörperendplatten (männlich, Vergrößerung × 4). **b** Intervertebralraum L 4–5 eines isolierten LWS-Präparates. Schwerstgradige Osteochondrose mit subtotaler Resorption des Bandscheibengewebes. Knöcherne Begleitreaktion der Endplatten, ausgeprägte Spondylose der ventralen Randkanten (Pfeil) (männlich, Vergrößerung × 4)

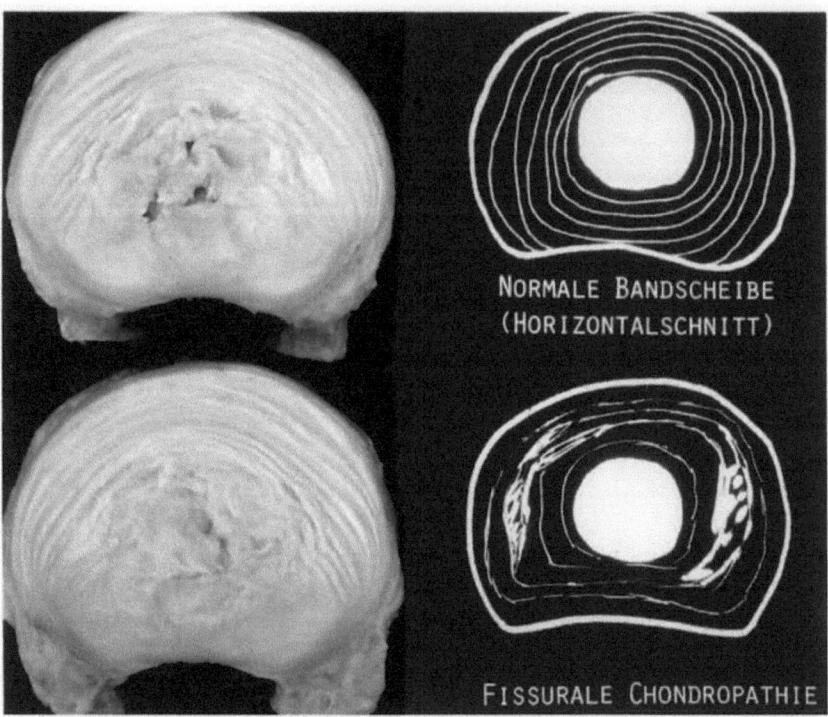

Abb. 12. Anatomie und Schema der Diskose und Chondropathie. In Abhängigkeit vom Degenerationsgrad des Gallertkerns kommt es zunächst zur Gefügestörung der zentralen Faserringlamellen. Bei progredientem Faserringzerfall resultieren Fissuren und Rißbildungen. Bei ausreichend hohem Quelldruck des Gallertkerns stellen die Veränderungen eine Prädisposition für die Verlagerung von Zwischenwirbelscheibengewebe dar (Lendenbandscheiben, männlich, 45 J.)

Makroskopische Befunde an den Zwischenwirbelscheiben 35

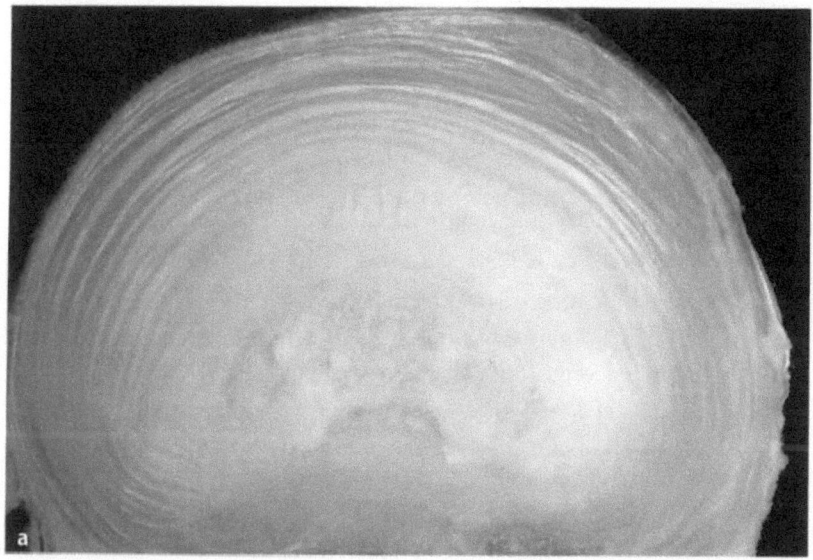

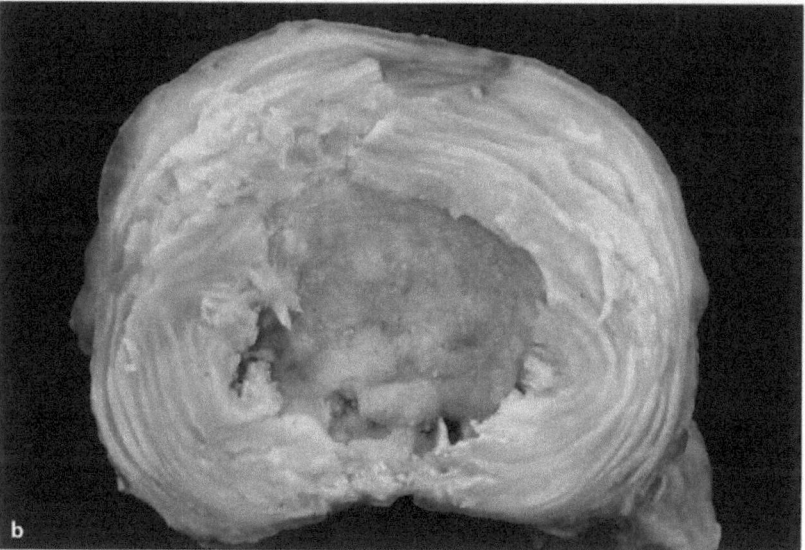

Abb. 13. a Transversalschnitt durch eine Bandscheibe des LWS-Bereiches im Segment L 2-3. Nur geringe Strukturauflockerung im Bereich des Gallertkerns. Weitgehend regelrechte Anordnung der Faserringlamellen, Normalbefund (männlich, 67 J., Vergrößerung × 3). **b** Transversalschnitt durch eine Bandscheibe mit erheblichen degenerativen Veränderungen. Der Gallertkern ist nicht mehr vorhanden. Ausgeprägte Texturstörung der Faserringlamellen (Segment L 4-5, männlich, 70 J., Vergrößerung × 2)

BANDSCHEIBENDISLOKATIONEN. Neben Turgorverlust und Rißbildungen des Bandscheibengewebes sind dessen Dislokationen gehäuft festzustellen.

Es finden sich Verlagerungen von Bandscheibengewebe im Bereich des Spinalkanals als auch nach ventral. Dabei spielt der Wassergehalt des verbliebenen *Nucleus pulposus* eine Rolle bei der Entstehung von Bandscheibenvorfällen.

PATHOGENESE DER BANDSCHEIBENDISLOKATION. Bei erhaltener Quellkraft des Gallertkerns kann durch die Gefügestörung der dorsalen Faserringlamellen eine Verlagerung von Bandscheibengewebe begünstigt werden. Unter Beteiligung der dorsalen Faserringanteile kommt es hierbei häufig zu Bandscheibenvorwölbungen oder -vorfällen in den Wirbelkanal. Dabei ist häufiger der dorsolaterale Bereich des Wirbelkanals betroffen, da an den dorsalen Flächen der Wirbelkörper das hintere Längsband ausgespannt ist.

Bei der Verlagerung von Bandscheibengewebe in den Wirbelkörper ist pathogenetisch ein Zusammenhang zwischen erhaltener Quellkraft des Gallertkerns und der Abnahme der Knochendichte bei generalisierter Osteoporose ursächlich vorhanden.

DECKPLATTENEINBRÜCHE. Bei den Untersuchungen finden sich insgesamt in fünf Fällen Deckplatteneinbrüche im Sinne *„Schmorl'scher Knötchen"*. Dabei ist in drei Fällen das Segment L 4–5 befallen, in den anderen Fällen das Segment L 3–4. Hier liegt bei einem untersuchten Präparat zugleich eine synchrone Dislokation in beide Wirbelkörper des Bewegungssegmentes vor (Abb. 14 a-d).

Der Deckplatteneinbruch kann sich auf eine umschriebene Stelle der Deckplatte beschränken, aber auch disseminierte Infraktionen sind möglich. Als reaktive Veränderungen können bei den Einbrüchen sklerotische Randsäume in den Grenzzonen der Wirbelkörper gefunden werden. Bei diesen knöchernen Begleitreaktionen spielen ebenfalls Kapillarproliferationen zur Konsolidierung eine Rolle.

Makroskopische Befunde an den Zwischenwirbelscheiben

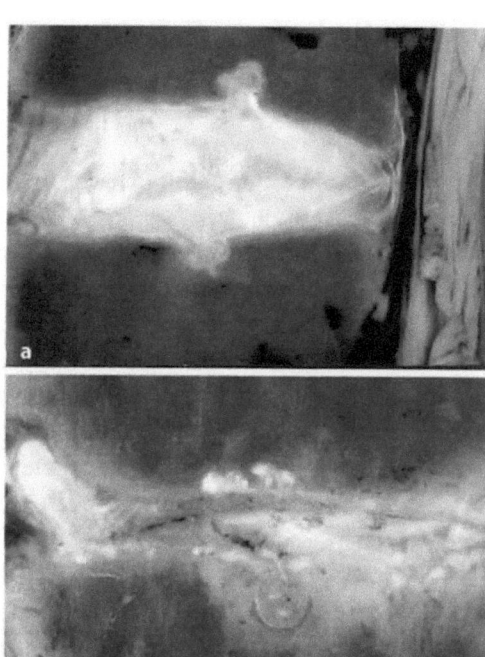
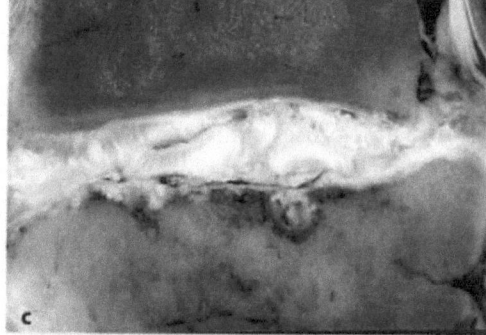
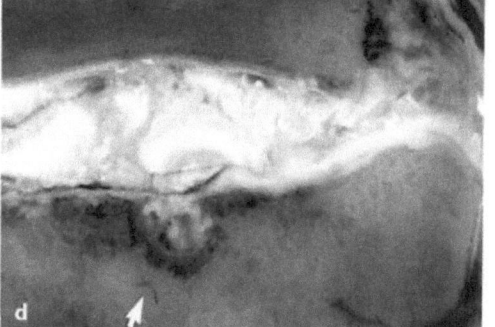

Abb. 14a–d.
Übersicht der variablen Befunde bei Deckplatteneinbrüchen im Sagittalschnitt isolierter LWS-Präparate.
a Symmetrische Deckplatteneinbrüche in die Markräume zweier benachbarter Wirbelkörper (weiblich, 73 J., Segment L 3–4).
b Starke Höhenabnahme des Zwischenwirbelraumes, Deckplatteneinbruch mit knöcherner Begleitreaktion (Schmorl-Knötchen) (männlich, 80 J., Vergrößerung × 2).
c und **d** Fortgeschrittene Osteochondrose mit Höhenminderung des Intervertebralraumes, Segment L 4–5. Prolaps von Bandscheibengewebe mit knöcherner Begleitreaktion, Kapillarproliferation (Pfeil) (männlich, 64 J., Vergrößerung × 2 bzw. × 4)

Histopathologische Befunde der Osteochondrose

Den makroskopischen Befunden der fissuralen Chondropathie entsprechen mikroskopisch Auffaserungen und mukoide Degenerationsherde mit pseudozystischer Umwandlung der Faserstrukturen.

Dabei sind die osteochondrotischen Veränderungen in unterschiedlicher Ausprägung vorhanden. Neben der makroskopischen Sinterung des Bandscheibengewebes sind auch sklerotische Umbauprozesse der Wirbelkörperendplatten vorhanden. Diese sind mikroskopisch durch eine Vermehrung der subchondralen Knochenbälkchen gekennzeichnet. Bei fortgeschrittenem Stadium der Bandscheibendegeneration läßt sich in einem Fall auch eine knöcherne Durchbauung des Zwischenwirbelraumes nachweisen (Abb. 15a u. b).

Deckplatteninfraktion. Bei fortgeschrittener Osteoporose mit Rarefizierung der Knochentrabekel und generalisierter Erweichung der Grundsubstanz liegt der Befund eines Deckplatteneinbruchs vor. Makroskopisch ist um das prolabierte Bandscheibengewebe eine deutlich gelbe Verfärbung zu verzeichnen. Mikroskopisch sind im Zentrum des Deckplatteneinbruches noch Reste ursprünglichen Bandscheibengewebes vorhanden. In der Grenzzone zum Wirbelkörper sind konzentrisch angeordnete fibröse Bindegewebslamellen entwickelt. Die benachbarten Markräume zeigen eine physiologische Ausfüllung mit fetthaltigem Knochenmark (Abb. 15c u. d).

Die Abbildungen 16a und b zeigen beispielhaft die Morphologie im makroskopischen und mikroskopischen Vergleich. Dabei sind in beiden Fällen die Befunde der Rißbildung und partiellen Fragmentierung des Bandscheibengewebes dargestellt.

Weiterhin sind auch die makroskopisch erkennbaren Endplattenveränderungen in der Histologie nachzuweisen. Dabei zeigt sich eine Verdichtung der subchondralen Knochentrabekel an der Bandscheiben-Knochengrenze.

Markraumsklerose und Chondrozytenproliferation. Bei den reaktiven Veränderungen der Faserringlamellen mit Einsprossung metaplastischer Knorpelzellen sind auffällige Befunde der angrenzenden knöchernen Kompartimente zu belegen (Abb. 17a–d).

Neben den Texturstörungen der Faserringanteile mit Demaskierung der Kollagenfasern sind hier häufig Chondrozytenproliferationen in

Histopathologische Befunde der Osteochondrose

Abb. 15a–d.
Vergleichende makromorphologische und histopathologische Befunde bei fortgeschrittener Osteochondrose.
a Intervertebralraum L 5/ S 1 eines isolierten LWS-Präparates im Sagittalschnitt. Schwergradige Osteochondrose. Subtotale Destruktion der Zwischenwirbelscheibe mit Höhenminderung des Intervertebralraumes. Stellenweise knöcherner Kontakt zwischen den Endplatten. Subchondrale Sklerosen mit Fibrose der Substantia spongiosa (männlich, 80 J., Vergrößerung × 4).
b Histologischer Schnitt der zentralen Anteile des Intervertebralraumes. Fibröse Bindegewebseinlagerung zwischen den Trabekeln der subchondralen Markräume. Stellenweise knöcherne Durchsetzung des Zwischenwirbelraumes mit kräftigen Knochentrabekeln. Präparat wie unter a (Vergrößerung × 62,5, Färbung HE).
c Makromorphologisches Bild eines Deckplatteneinbruchs im Segment L 4–5. Starke Höhenabnahme des Intervertebralraumes mit Sklerose der Endplatten. Konsolidiertes Schmorl'sches Knötchen unterhalb der Deckplatte des kaudalen Wirbelkörpers. Präparat wie unter a (Vergrößerung × 4).
d Histomorphologisches Bild des Deckplatteneinbruchs. Konzentrische fibröse Bindegewebslamellen umgeben das dislozierte Bandscheibengewebe. Angrenzende fetthaltige Markräume. Präparat wie unter c (Vergrößerung × 62,5, Färbung HE)

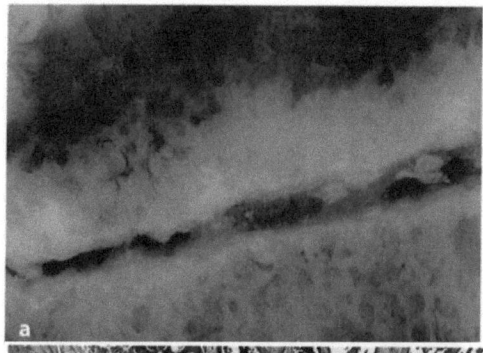
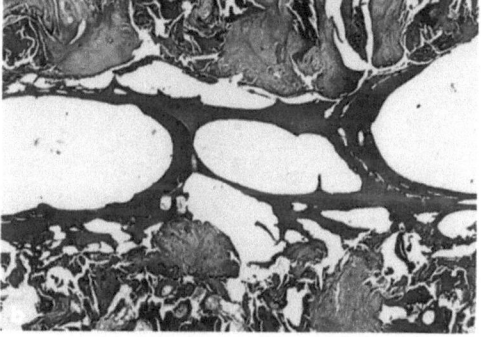
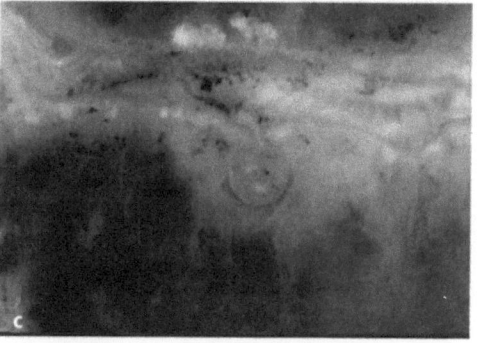
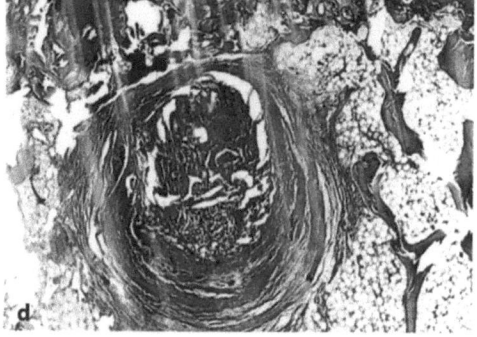

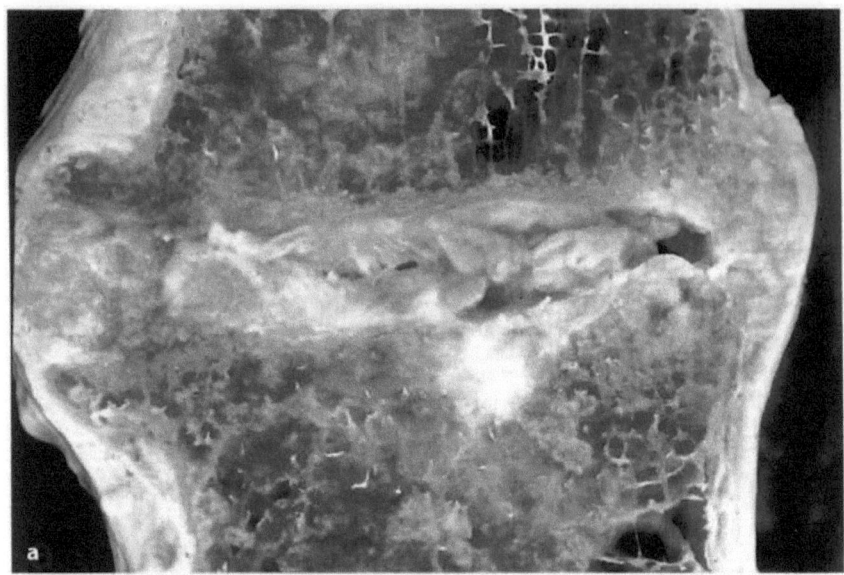
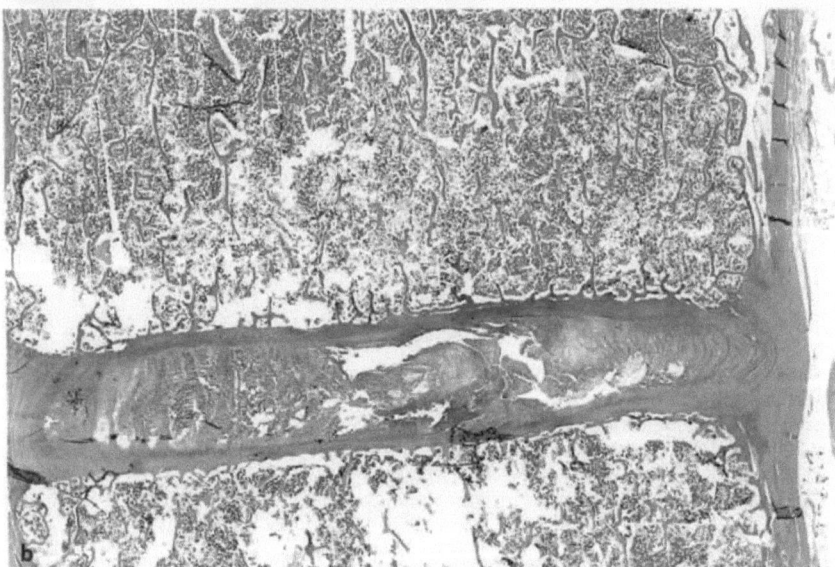

Abb. 16. a Frontalschnitt einer isolierten Wirbelsäule, Segment L 3-4. Schwere Bandscheibendegeneration mit Höhenabnahme des Intervertebralraumes. Ausgeprägte Spaltbildungen im Faserringbereich (männlich, 82 J., Vergrößerung × 4).
b Vergleichendes histologisches Großschnittpräparat einer isolierten LWS, Segment L 3-4. Ausgeprägte Texturstörungen mit Rißbildungen in den zentralen Bandscheibenabschnitten. Aufgelockerte Trabekelstruktur der Markräume bei Osteoporose (männlich, 72 J., Vergrößerung × 4, Färbung e.v.G.)

Histopathologische Befunde der Osteochondrose

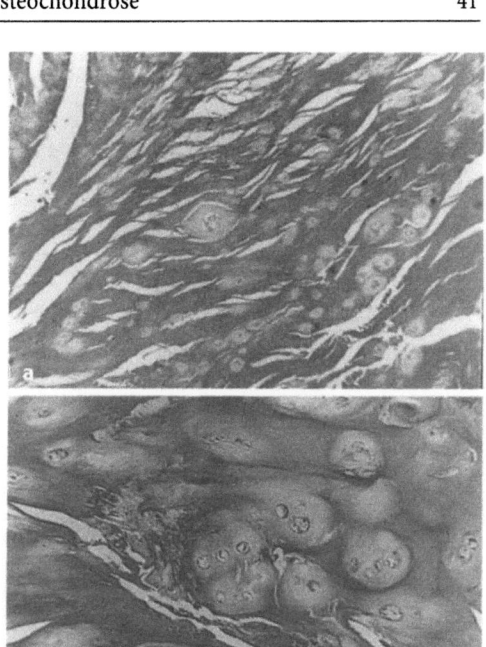

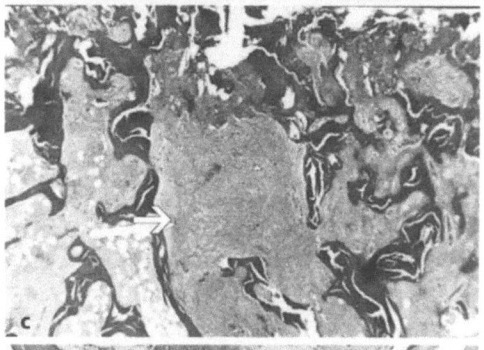

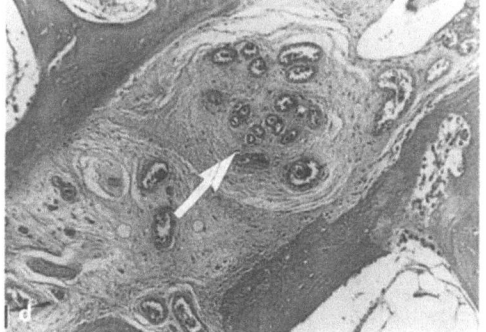

Abb. 17a–d.
Mikroskopische Übersicht variabler Befunde bei Osteochondrose der Bandscheibe und angrenzender Knochenstrukturen.
a Sagittalschnitt eines Intervertebralraumes, Segment L 4–5. Texturstörung der Faserringlamellen mit metaplastischen Knorpelzellen zwischen den originären Kollagenfasern. (männlich, 84 J., Vergrößerung × 100, Färbung HE).
b Ausschnittsvergrößerung des unter a gezeigten Präparates. Zusammenlagerung von Knorpelzellen in Proliferationskapseln – „Brutkapseln" (Vergrößerung × 250).
c Sagittalschnitt im Bereich des subchondralen Knochens unterhalb der hyalinen Endplatte im Segment L 5/S 1. Verdrängung des physiologischen Fettmarks durch fibröses Bindegewebe (Pfeil) (männlich, 80 J., Vergrößerung × 100, Färbung HE).
d Sagittalschnitt durch Markraumanteile eines isolierten Wirbelkörpers. Fibröses Bindegewebe zwischen den Knochentrabekeln mit deutlicher Kapillarisierung (Pfeil) (männlich, Vergrößerung × 250, Färbung HE)

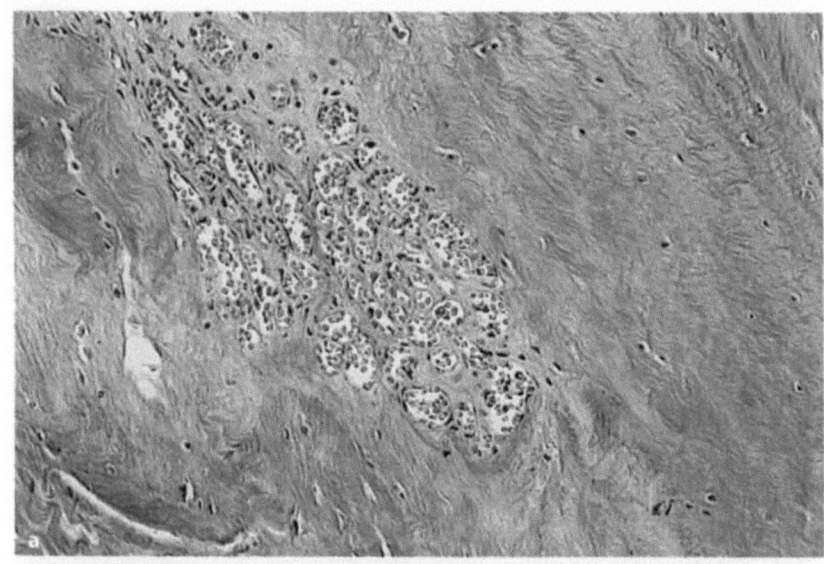
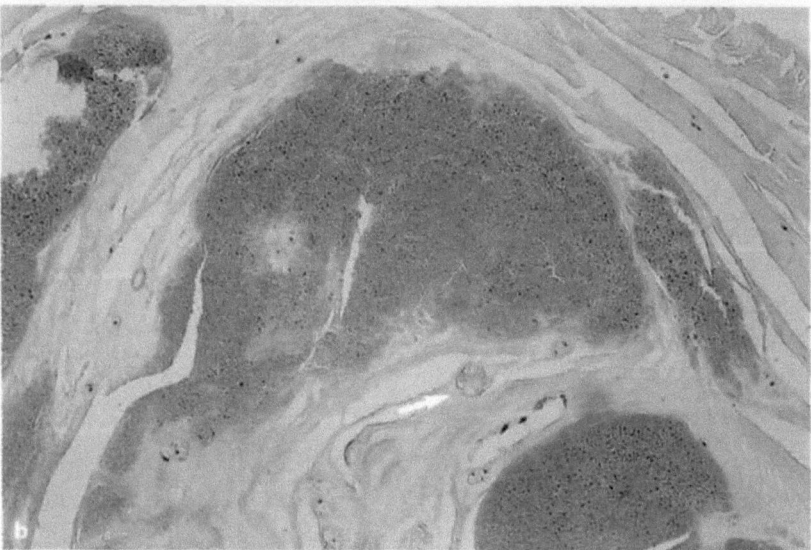

Abb.18. a Lichtmikroskopische Darstellung von Kapillareinsprossungen im Bereich der Faserringlamellen des Anulus fibrosus. Die Kapillaren enthalten zahlreiche Erythrozyten (männlich, 71 J., Vergrößerung × 200, Färbung e.v.G.). **b** Lichtmikroskopische Darstellung von Kalzium-Phosphatkristallen im Faserringbereich einer lumbalen Bandscheibe, Segment L 4–5. Zusätzlicher Nachweis von vereinzelten metaplastischen Faserknorpelzellen. (männlich, 67 J., Vergrößerung × 100, Färbung HE)

sog. „Brutkapseln" festzustellen. Dabei sind diese fibrokartilaginären Proliferate in unmittelbarer Nähe zu größeren Rissen der kollagenen Fasermatrix anzutreffen. Im Bereich der Rißbildung sind Anhäufungen von amorphem granulärem Material zu finden. Toporegional finden sich zusätzlich mukoide Stromadegenerationen (Abb. 17a u. b).

Die Veränderungen der subchondralen Knochenzone des Intervertebralraumes zeigen histomorphologisch eine Bandbreite von Veränderungen. Dabei ist eine stadienhafte Entwicklung der Veränderungen auszumachen. Neben der Verringerung der hyalinen Knorpelschicht der Endplatten kann eine reaktive Vermehrung der subchondralen Knochenlamellen gefunden werden. Dabei spielen sich osteoplastische und osteoklastische Vorgänge parallel ab. Eine Zerklüftung der knöchernen Grenzzone ist häufig zu belegen. Dabei werden rezidivierende Mikrotraumen in dieser Region für die Progredienz der Umbauprozesse diskutiert. Zu den weiteren Veränderungen des angrenzenden Knochens zählen Fibrosierungsprozesse im Bereich der Markräume. Dabei können auch histologische Zeichen einer Hypervaskularisation mit Einsprossung von Kapillargefäßen gefunden werden (Abb. 17c u. d).

NEOVASKULARISATION UND FREMDGEWEBSABLAGERUNGEN. Kapillareinsprossungen sind in einigen Fällen auch im Bereich der Faserringlamellen auszumachen. Lichtmikroskopisch zeigen sich dabei Kapillaren mit zartem Endothel und zahlreichen intraluminalen Erythrozyten (Abb. 18b). Bei eingeschränkter Ernährungssituation der ansonsten avaskulären Faserringlamellen können als Folge von Zelluntergängen Ablagerungen von amorphen Kalziumpyrophosphatkristallen gefunden werden. In Abb. 18a sind die Veränderungen in der lichtmikroskopischen Übersichtsaufnahme dargestellt.

Rasterelektronenmikroskopische Befunde der Diskose und Chondrokalzinose

Bei der rasterelektronenmikroskopischen Untersuchung der Präparate können ebenfalls neben der Bildung von pseudozystischen Hohlräumen zahlreiche metaplastische Knorpelzellen gefunden werden. Denaturierte Faserstrukturen finden sich in unmittelbarer Umgebung der zusammengelagerten Knorpelzellproliferate (Abb. 19a u. b).

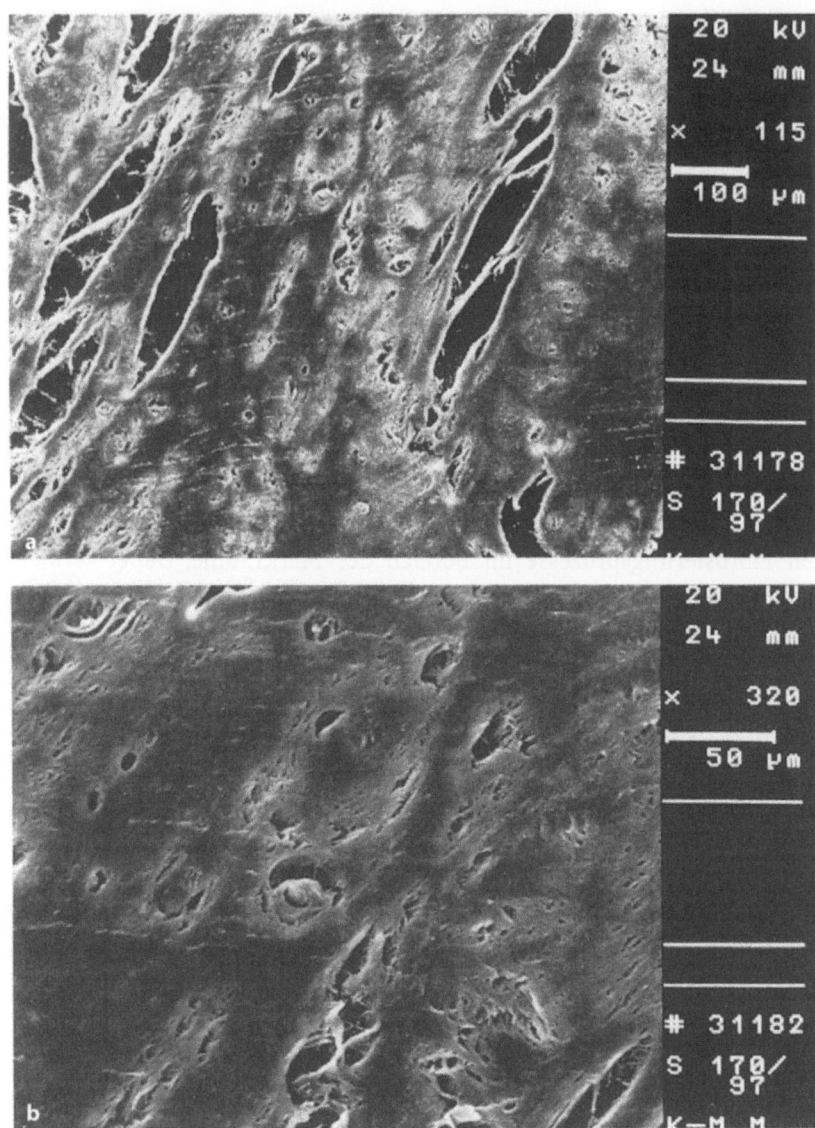

Abb. 19. a Rasterelektronenmikroskopische Darstellung eines isolierten Bandscheibenpräparates, Segment L 4–5. Dorsale Faserringlamellen mit Texturstörung der Kollagenfasern. Chondroide Metaplasie mit Einsprossung Knorpelzellen (männlich, 67 J., Vergrößerung × 415). **b** Ausschnittsvergrößerung des Präparates mit disseminiert angeordneten Chondrozyten. Zusammenlagerung der Knorpelzellen in „*Brutkapseln*" (männlich, 67 J., Vergrößerung × 1155)

Rasterelektronenmikroskopische Befunde der Diskose und Chondrokalzinose 45

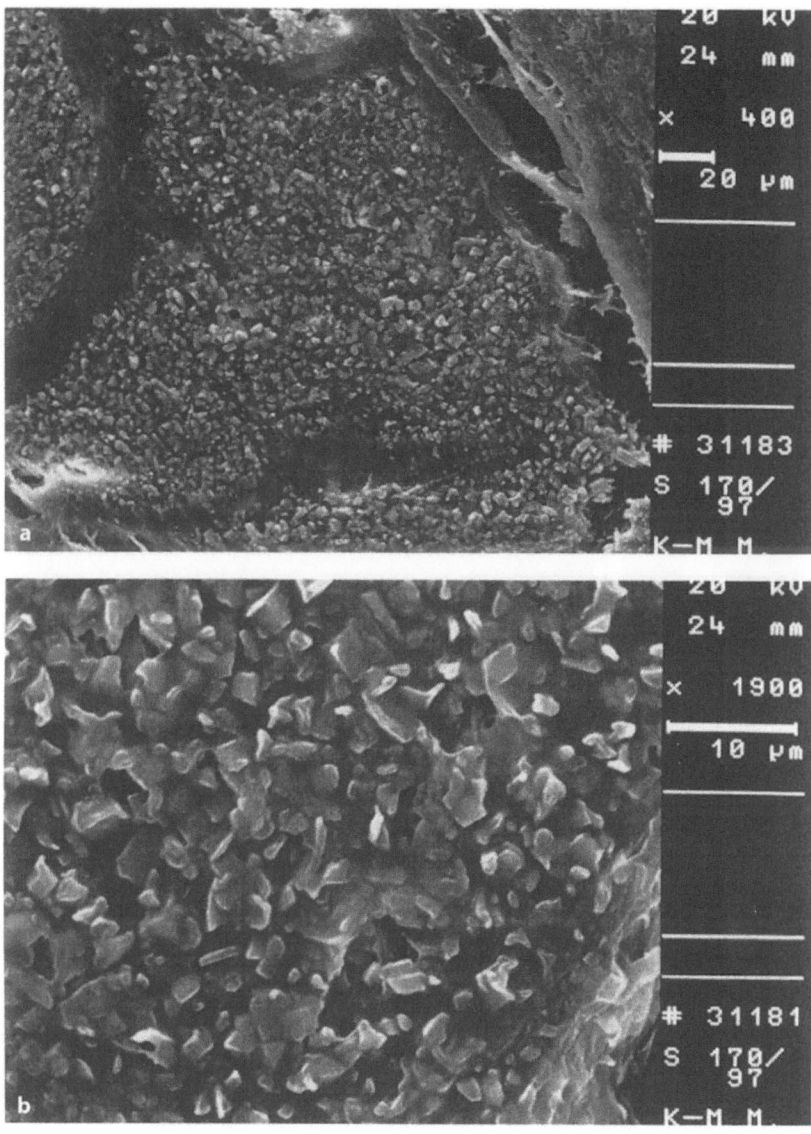

Abb. 20. a Rasterelektronenemikroskopische Darstellung von kristallinen Substanzen im Faserringgewebe einer lumbalen Bandscheibe (Segment L 4–5, männlich, 67 J., Vergrößerung × 1440). **b** Ausschnittsvergrößerung des Präparates. Kristalline Strukturen bei konfluierender Chondrokalzinose des Bandscheibengewebes (Vergrößerung × 6840)

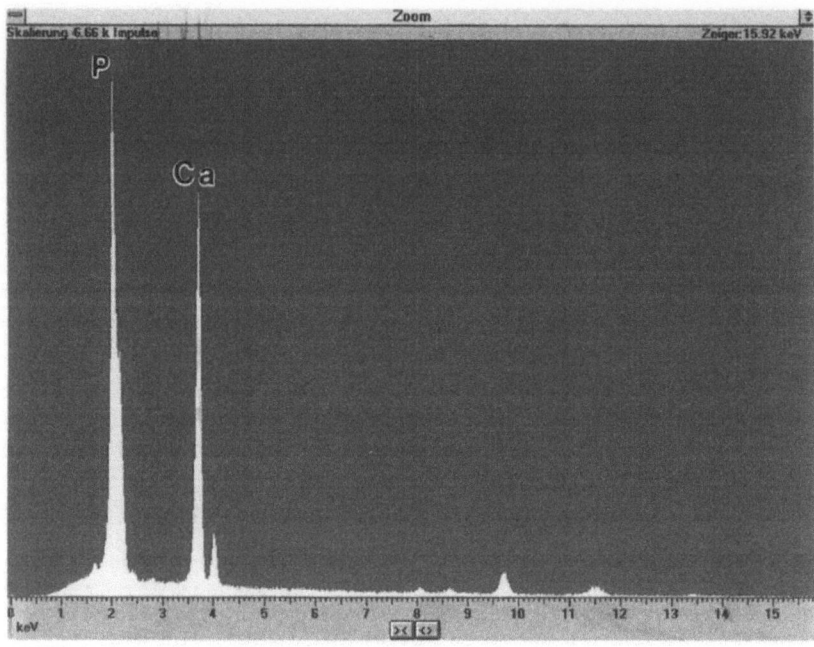

Abb. 21. Energiedispersive Röntgenmikroanalyse (EDX) eines Bandscheibenpräparates, Segment L 3–4. Elementaranalytische Charakterisierung der Zusammensetzung kristalliner Ablagerungen bei sekundärer Chondrokalzinose. Der quantitative Phosphatgehalt überwiegt (männlich, 67 J.)

Bei der Untersuchung der Kalzinoseareale findet sich überwiegend eine Konzentration von Einzelkristallen in stark degenerativ verändertem Faserknorpel. Es liegt eine überwiegend scharfe Abgrenzung zu den Faserringanteilen des Anulus fibrosus vor (Abb. 20a u. b).

Die anschließend durchgeführte qualitative Röntgenmikroanalyse (EDX) ergibt ein einheitliches Bild mit einem Phosphat- und zwei Kalziumpeaks. Andere Elemente sind nicht faßbar (Abb. 21).

Pathogenese der Chondrokalzinose

Bei der Pathogenese der Chondrokalzinose spielt das anorganische Pyrophosphat aus dem Energiestoffwechsel eine wichtige Rolle. Chondrozyten besitzen ein hohes Pyrophosphatkonzentrationsniveau, welches normalerweise intrazellulär durch katalytische Enzymsysteme abgebaut wird. Bei fortschreitender Degeneration mit konsekutiver Zellmembranschädigung gelangt Pyrophosphat in den Extrazellularraum. Mit dem im Extrazellularraum vorhandenem Kalzium kommt es über Zwischenformen zur Ausbildung von schwer löslichem Kalziumpyrophosphatdihydrat. Eine pH-Senkung zum sauren Milieu, wie es bei den überwiegend anaeroben Verhältnissen im Bandscheibenbinnenraum durch das Anfallen von metabolischem Laktat vorhanden ist, führt zu einer gesteigerten Ausfällung von Kalziumpyrophosphatdihydrat. Diese Veränderungen haben unmittelbaren Einfluß auf die Ernährung des angrenzenden Bandscheibengewebes. Da diese überwiegend durch Diffusionsprozesse aufrecht erhalten wird, ist eine Veränderung im Sinne von Sklerosierung und Verbreiterung der Endplattenregion besonders kritisch für die metabolischen Prozesse des nutritiven Stoffaustausches.

Eine negative Beeinflussung fördert den Prozeß der Bandscheibendegeneration. Als Anpassungsreaktion treten Kapillareinsprossungen aus den benachbarten Strukturen der Bandscheibe auf.

Röntgenographische Befunde

Wesentliches Kriterium bei der Beurteilung von Wirbelsäulenaufnahmen ist die Höhe des Zwischenwirbelraumes. Da die Bandscheibe unter normalen Bedingungen strahlentransparent ist, läßt die Begutachtung des Intervertebralraumes nur indirekte Schlüsse auf die Veränderung des Bandscheibengewebes zu. Erst gröbere Veränderungen wie z.B. Gaseinschlüsse und Deckplatteneinbrüche sind radiologisch zu sichern. Die initialen Stadien der Diskose entziehen sich oft einer radiologischen Beurteilung. Erst wenn Veränderungen an den knöchernen Kompartimenten in Erscheinung treten, sind diese auf Röntgenaufnahmen zu diagnostizieren.

Dabei sind neben den Veränderungen an den Wirbelkörperendplatten auch die Appositionen der Randwülste zu bewerten. Zu den Verschattungsmustern im Bereich des Zwischenwirbelraumes gehören die Ablagerungen von kristallinen Substanzen. Dabei handelt es sich überwiegend um Kalziumpyrophosphatdihydrat (CPPD).

Initialstadien der Osteochondrose

Abbildung 22a zeigt das Initialstadium der *Osteochondrose*. Der Zwischenwirbelraum hat noch seine regelrechte Höhe, das Bandscheibengewebe zeigt im Rahmen des Flüssigkeitsverlustes und der Austrocknung Verfärbungen. Die Deckplatten sind noch regelrecht angelegt. In der vergleichenden Röntgenaufnahme stellt sich der Zwischenwirbelraum weitgehend unauffällig dar. Eine geringe Verdichtung der Endplatten ist vorhanden (Abb. 22b). Zusätzlich fällt die osteoporotisch veränderte Spongiosa der Markräume auf. Die strähnige Zeichnung mit einer Rarefizierung der horizontalen Trabekelstruktur ist hierfür pathognomonisch.

Bei den Initialstadien der Osteochondrose sind die radiologischen Veränderungen zuerst an den knöchernen Kompartimenten zu belegen. Häufig korreliert hierbei die Abnahme der Zwischenwirbelhöhe mit den Veränderungen der knöchernen Endplatten.

Fortgeschrittene Osteochondrose

In den Abbildungen 23a und b sind makroskopische und radiologische Befunde ebenfalls einander gegenübergestellt. Dabei handelt es sich um ein schon schwerstgradig verändertes Segment einer lumbalen Bandscheibe. In der makroskopischen Übersicht sind die deutlichen Veränderungen sowohl im Bereich des Bandscheibengewebes als auch der knöchernen Strukturen der Wirbelkörper zu erkennen. Neben der ausgeprägten Höhenabnahme des Zwischenwirbelraumes in Folge des Turgorverlustes fallen die Farbveränderungen des Bandscheibengewebes auf. Diese sind häufig mit derartigen Austrocknungserscheinungen verbunden, zusätzlich sind Rißbildungen im Bereich der zentralen Bandscheibenanteile vorhanden.

Durch das Zusammensinken der Bandscheibenstrukturen kommt es dann auch zu einer Verlagerung von Bandscheibengewebe. In dem vorliegenden Fall ist es zu einer ventralen Protrusion gekommen. Je nach Ausprägung der Befunde kann eine Gradeinteilung der osteochondrotischen Prozesse vorgenommen werden.

Tabelle 3 und 4 zeigen die unterschiedlichen Schweregrade der Osteochondrose.

Tabelle 3. Morphologische Einteilung der Osteochondrose

Gradeinteilung	Nucleus pulposus	Anulus fibrosus	Endplatten	Wirbelkörper
I°	Initiale Fibrose	Muzinöse Ablagerungen	Dichteunterschiede der Knorpelzonen	Regelrechte Randleisten
II°	Deutliche Fibrose	Ablagerungen, Faserdegenerationen	Fokale Defekte	Verbreiterte Randleisten
III°	Horizontale Fibrose	Diskoloration, Demarkation, Fissur	Subchondrale fokale Sklerose	Initiale Osteophytenbildung
IV°	Fissuren im Nucleus und Anulusbereich	Texturstörung und Rißbildung, Dislokation	Diffuse Sklerose, Deckplatteneinbrüche	Deutliche Osteophytenbildung

Tabelle 4. Radiologische Einteilung der Osteochondrose

Gradeinteilung	Intervertebralraum	Wirbelkörper
I°	Minimale Höhenabnahme	Regelrechte Knochenstrukturen
II°	Deutliche Höhenabnahme	Fokale Sklerose der Endplatten, initiale Spondylose
III°	Höhenabnahme von >75% der ursprünglichen Bandscheibenhöhe	Diffuse Sklerose der Endplatten, ausgeprägte Spondylose

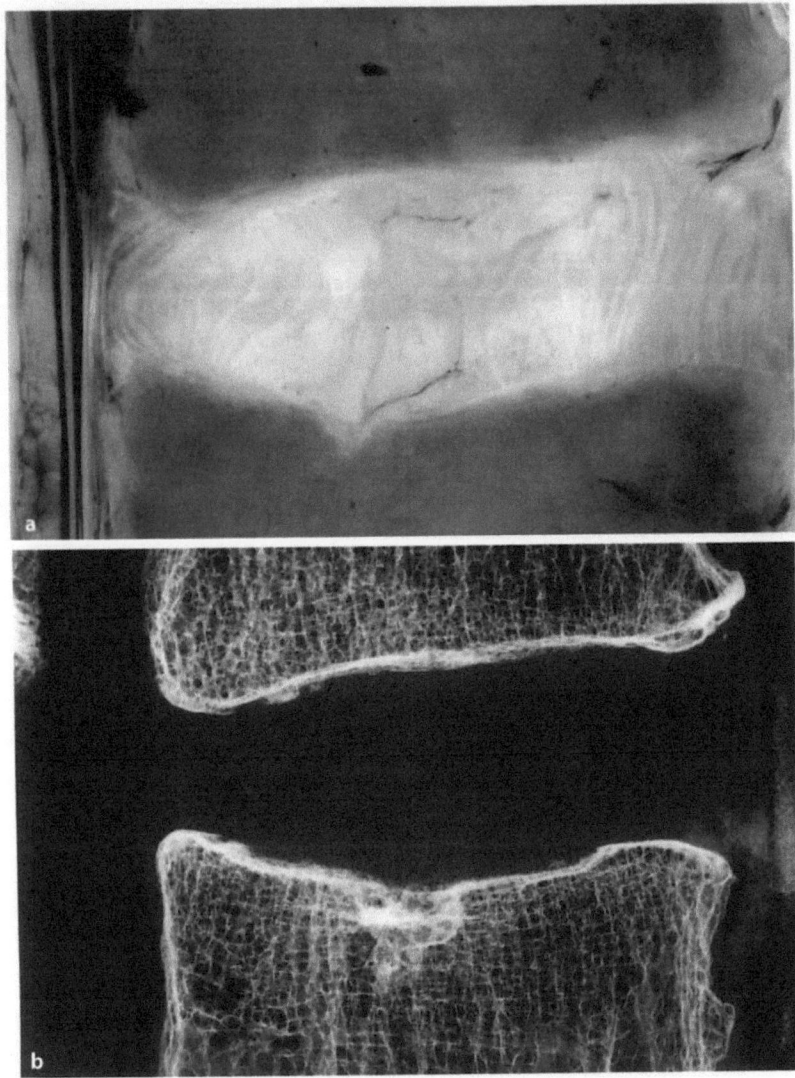

Abb. 22. a Beginnende Osteochondrosis intervertebralis. Fissurbildung im Bereich des Anulus fibrosus, geringradig bräunlich – gelbe Verfärbung der Bandscheibe. Regelrechte Höhe des Intervertebralraumes, niveaugleiche Begrenzung der dorsalen Faserringlamellen am hinteren Längsband. Keine wesentliche Sklerosierung der Grund- und Deckplatten (Segment L 3–4, weiblich, 73 J., Vergrößerung × 4). **b** Vergleichende radiologische Aufnahme des Segmentes im sagittalen Längsschnitt. Geringe Höhenabnahme des Zwischenwirbelraumes. Beginnende Deckplattensklerosierung (Segment L 3–4, weiblich, 73 J., Vergrößerung × 4)

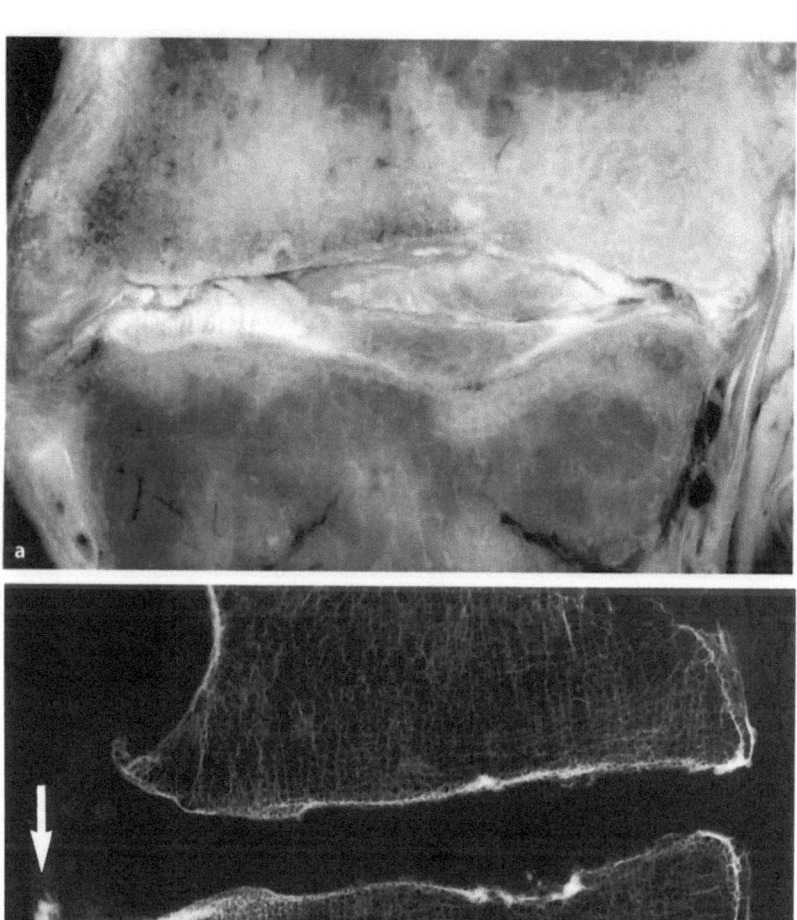

Abb. 23. a Hochgradige Osteochondrosis intervertebralis. Starke Höhenabnahme des Intervertebralraumes. Zentrale Rißbildung mit brauner Verfärbung der Bandscheibenanteile. Ventrale Protrusion von Faserringanteilen mit initialer Spondylophytenbildung. Reaktive Veränderungen im Wirbelkörpermarkraum mit gelber Verfärbung der subchondralen Trabekelzonen (Segment L 4–5, männlich, 69 J., Vergrößerung × 4).
b Vergleichende radiologische Übersichtsaufnahme des Segmentes L 4–5. Ausgeprägte Höhenminderung des Intervertebralraumes. Sklerosierung der Grund- und Deckplatten. Verdichtung der angrenzenden Markraumanteile, ventrale Spondylophytenbildung mit spangenartiger Knochenausziehung der Wirbelrandleiste (Pfeil) (männlich, 69 J., Vergrößerung × 4)

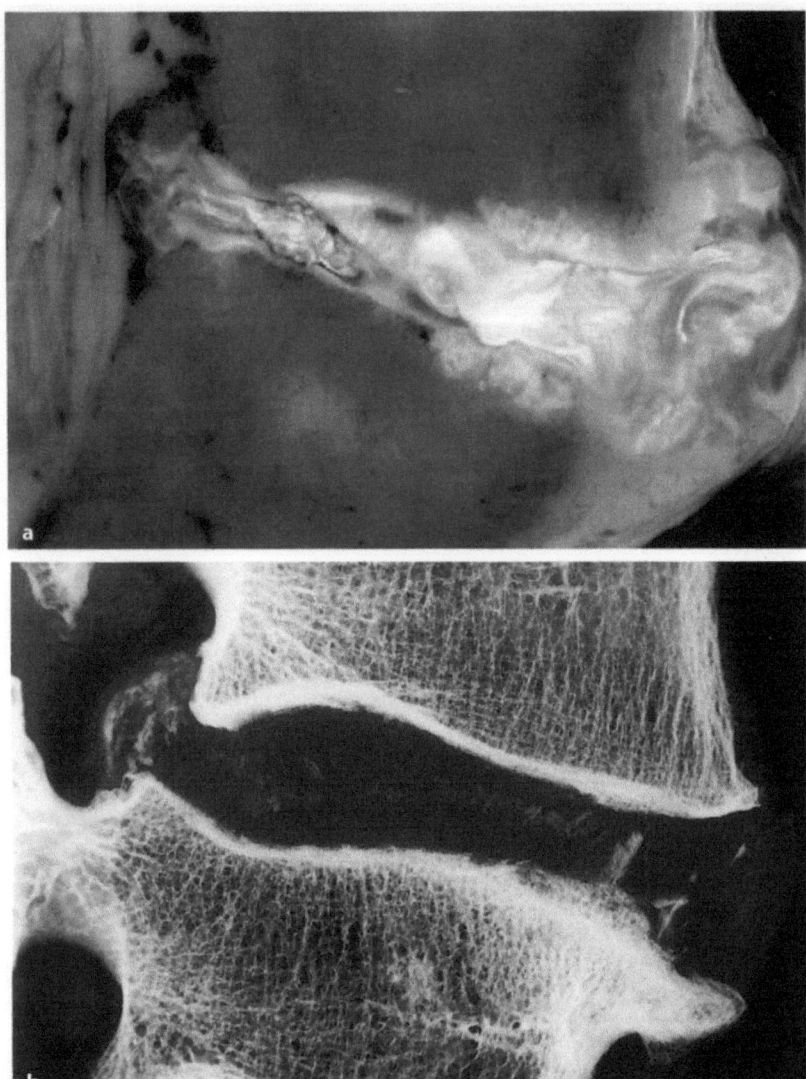

Abb. 24. a Vollbild der Osteochondrose mit ausgeprägter Spondylophytenbildung im Bereich der Vorderkante des kaudalen Wirbels. Stark gesinterte Bandscheibe mit ventraler Gewebedislokation. Atrophie des Gewebes mit Verkalkungen. Sklerose der Endplatten (männlich, 64 J., Segment L 4–5, Vergrößerung × 4). **b** Vergleichende radiologische Aufnahme des betroffenen Segmentes im Sagittalschnitt. Höhenminderung des Zwischenwirbelraumes, Endplattensklerosierung. Staubartige Kalkablagerungen im Bandscheibeninnenraum. Bandscheibendislokation über das Niveau der Wirbelkörperhinterkanten, fortgeschrittene Spondylose (männlich, 64 J., Vergrößerung × 4)

Veränderungen
der knöchernen Kompartimente

Infolge der Bandscheibenveränderungen können zusätzlich knöcherne Begleitreaktionen aufgetreten. Diese betreffen den Bereich der hyalinen Randleisten genauso wie die subchondralen Trabekelzonen der Wirbelkörper. Auffällig sind die gelblichen Markraumverfärbungen, die sich unscharf von dem physiologischen Mark abgrenzen. Am oberen Rand des kaudalen Wirbelkörpers ist außerdem ein isolierter Spondylophyt auszumachen (Abb. 23a u. b).

Besonders die knöchernen Reaktionen sind im Röntgenbild gut darstellbar. Da der Zwischenwirbelraum gewöhnlicherweise strahlentransparent ist, kann man durch die Höhenabnahme nur indirekte Rückschlüsse auf die Beschaffenheit der Bandscheibe ziehen.

Auffällig sind die Verdichtungen der Wirbelkörperendplatten, die sich radiologisch durch eine verminderte Strahlentransparenz auszeichnen. Außerdem kann man eine feinstreifige Zeichnungsvermehrung der subchondralen Markraumanteile ausmachen.

Kombinationsbefunde
der Osteochondrose und Spondylose

In den Abbildungen 24a und b sind ähnliche Verhältnisse vorhanden. In diesem Fall handelt es sich allerdings um eine Bandscheibe der lumbosakralen Übergangszone. Für diese Bandscheiben ist eine Keilform durch die dortige Lendenlordose typisch. Diese vorbestehende Konfiguration prädisponiert zu einer Ventralverschiebung des Bandscheibengewebes bei zunehmender Degeneration.

In der makroskopischen Aufnahme liegt das Vollbild einer schwerstgradigen *Osteochondrose* in Kombination mit einer *Spondylose* vor.

Der Abstand der Wirbelkörper ist verringert. Neben den Farbveränderungen der Bandscheibe sind zusätzlich einzelne Kalzifikationsherde vorhanden. Die Höhenabnahme hat dabei zu einer kombinierten Protrusion von Bandscheibengewebe in ventro-kaudaler Richtung geführt.

Endplattensklerosierungen sind ebenso wie Spondylophyten vorhanden.

Chondrokalzinose der Zwischenwirbelscheiben

Im Röntgenbild sind jetzt auch die pathologischen Veränderungen im Bandscheibenraum direkt sichtbar. Es finden sich multiple wolkige Verschattungsherde, die den Arealen der Bandscheibenverkalkungen entsprechen. Dabei sind die Verdichtungen im Bereich der dorsalen Protrusion besonders ausgeprägt. Wie im Röntgenbild in Abb. 24b zu erkennen, ist eine deutliche Zeichnungsvermehrung der Wirbelkörpervorderkante des kaudalen Wirbels vorhanden. Dies ist Ausdruck eines Umbauprozesses, welcher neben einer Sklerose der Markraumanteile auch eine ventrale Spondylose aufzeigt. Wie schon beschrieben liegt auch hier ein charakteristischer Aufbau des Knochensporns vor. Ebenfalls ist hier eine zunächst horizontale Verlaufsrichtung der Trabekelstrukturen erkennbar. Die Endplattensklerosierungen bestätigen das Vollbild der Osteochondrose.

Deckplatteneinbrüche und Ankylose des Bewegungssegmentes

Weitere Befunde von Bandscheibenprotrusionen sind in den Abbildungen 25a bis d dargestellt. In der makroskopischen Aufnahme liegt der Befund einer kombinierten Deckplattenimpression vor. Bei der Entstehung dieser *Schmorl-Knötchen* liegt meist ein Mißverhältnis zwischen Belastung und Belastbarkeit der beteiligten Strukturen vor. Wie in der Aufnahme zu erkennen ist, ist die Höhe des Zwischenwirbelraumes noch weitgehend regelrecht. Dies spricht für eine erhaltenen Quellkraft des *Nucleus pulposus*. Dies ist eine Vorraussetzung für die Verlagerung von Bandscheibengewebe. Konsekutiv muß dann die Belastbarkeit des angrenzenden Wirbelkörpergewebes mit seinen Endplatten verringert sein. Häufig treten diese Bandscheibenprotrusionen im Bereich der ehemaligen Gefäßkanäle auf, die erst im Laufe der Knochenentwicklung mit dem Verschluß der Epiphysenfugen obliterieren. Naturgemäß ist dies eine Schwachstelle, welche zum Durchtritt von Bandscheibengewebe prädisponiert. Ein anderer Faktor ist die Abnahme der Knochendichte, wie sie bei fortgeschrittener Osteoporose vorkommt.

Die Röntgenaufnahme zeigt den eindrucksvollen Befund der Osteoporose mit einer deutlichen Abnahme des knöchernen Trabekelreliefs. Der Zwischenwirbelraum zeigt keine Auffälligkeiten, die Deckplatten der Wirbelkörper weisen allenfalls marginale Sklerosesäume auf.

Röntgenographische Befunde

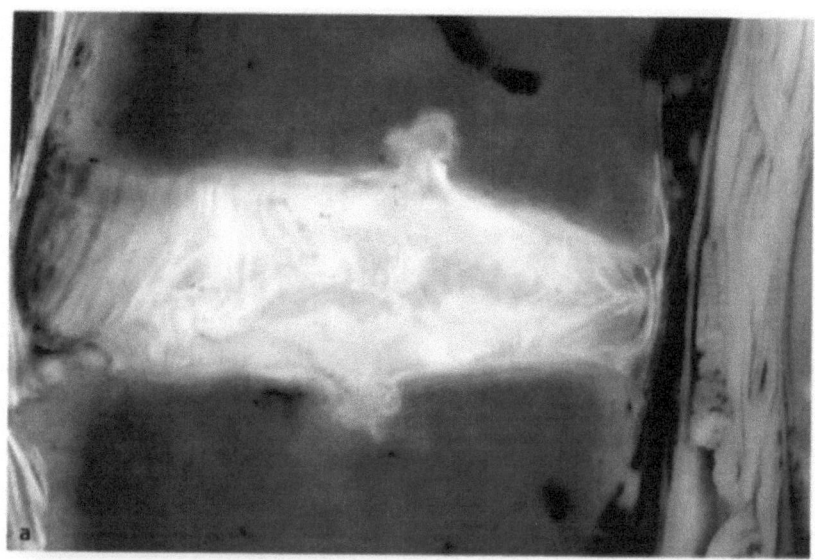

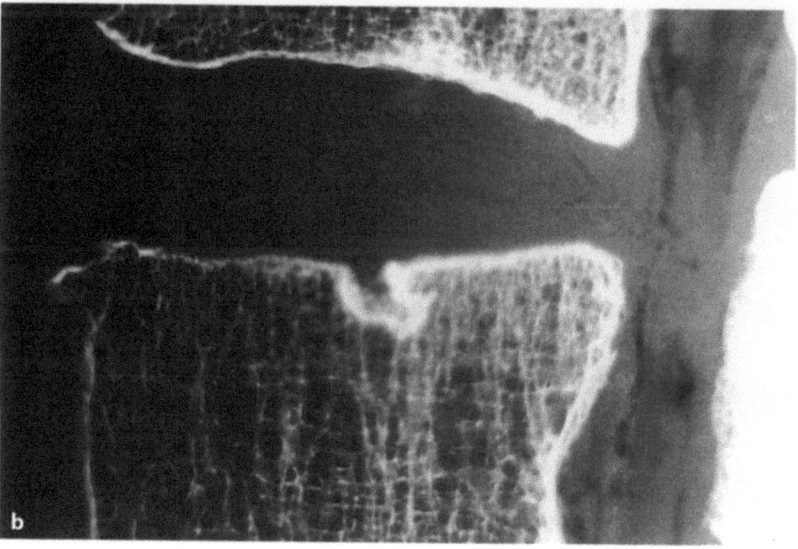

Abb. 25. a Makroskopisch erkennbare Herniation von Bandscheibengewebe in die angrenzenden Wirbelkörper mit Ausbildung von Sklerosesäumen um das prolabierte Gewebe. Keine wesentliche Höhenminderung des Bandscheibenraumes, initiale Osteophytose im vorderen Randbereich der Wirbelkörper (weiblich, 73 J., Segmente L 3–4, Vergrößerung × 4). **b** Vergleichende radiologische Ausschnittsvergrößerung im Sagittalschnitt. Deutliche Strukturauflockerung der Wirbelkörper mit rarefizierten Knochentrabekeln der Markräume. Deckplattenimpression in den zentralen Anteilen der LWK 3 und 4. Reaktiver sklerotischer Randsaum der Bandscheibenhernien (weiblich, 73 J., Vergrößerung × 4)

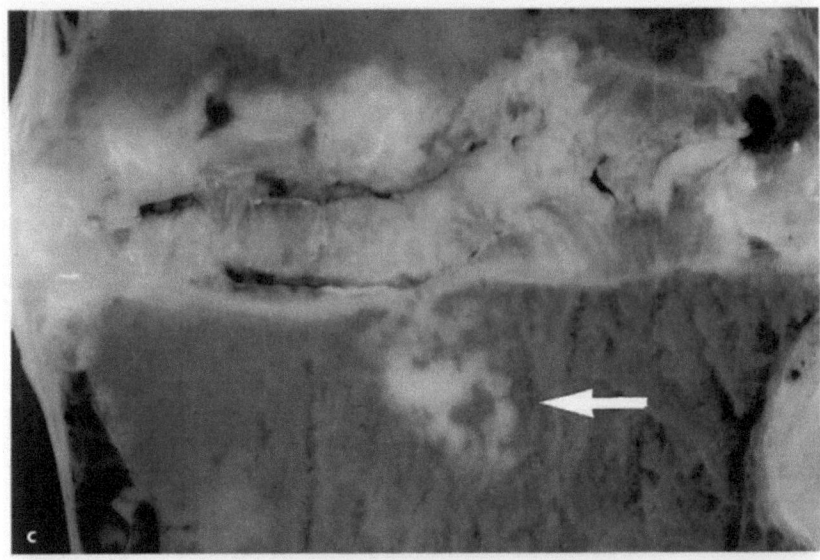
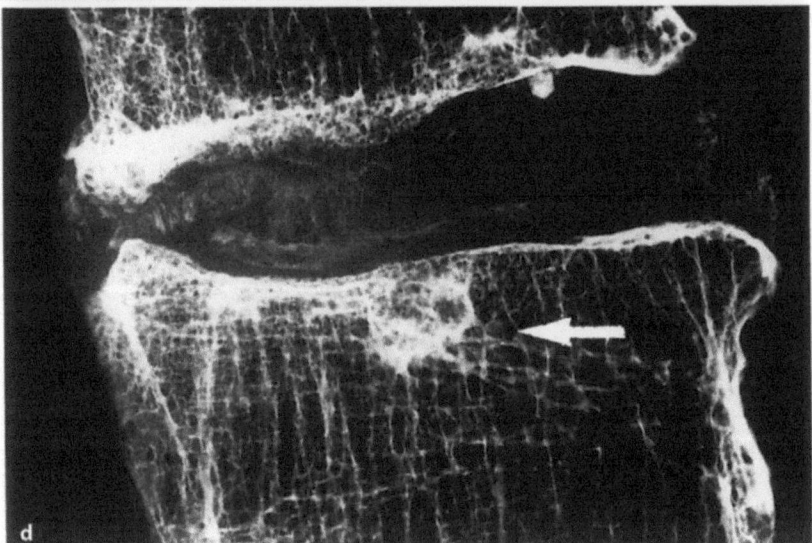

Abb. 25. c Schwergradige Osteochondrose, Strukturauflockerungen der Endplatten. Deckplatteneinbruch im Bereich des LWK 2 (Pfeil). Disseminierte Chondrokalzinose der Bandscheibe, fissurale Chondropathie, Segment L 1–2 (männlich, 93 J., Vergrößerung × 4). **d** Vergleichende Röntgenaufnahme des Segmentes L 1–2. Endplattensklerose, konsolidierter Deckplatteneinbruch (Pfeil), aufgelockerte Markraumtrabekel. Wolkige Verschattungen in den dorsalen Bandscheibenarealen bei Chondrokalzinose (männlich, 93 J., Vergrößerung × 4)

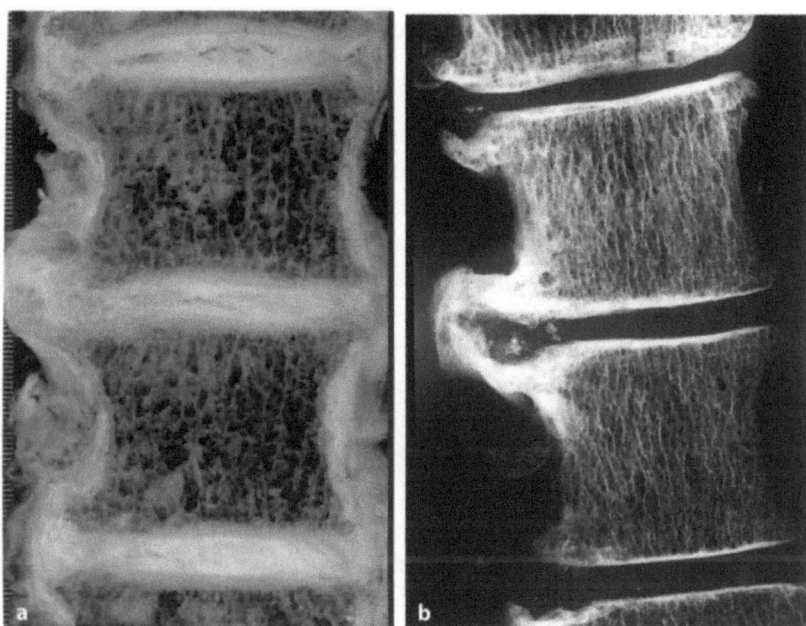

Abb. 26. a Frontalschnitt durch einen Wirbelspan der LWS, Segment L 1-4. Osteoporotische Veränderungen der Wirbelkörpermarkräume, Höhenminderung des Intervertebralraumes L 2-3, spangenartige Knochenausziehungen der Randleisten im betroffenen Segment. Rißbildung der zentralen Bandscheibenanteile bei L 1-2. Endplattensklerose aller Wirbelkörper (weiblich, 67 J.). **b** Vergleichende radiologische Übersichtsaufnahme. Auch hier erkennbare Abnahme der knöchernen Trabekelstrukturen der Markräume. Verdichtung der Wirbelkörperendplatten, Verschmälerung der Zwischenwirbelräume. Im Segment L 2-3 deutlich laterale Spondylophytenbildung (Pfeil) (weiblich, 67 J.)

Im Bereich der Deckplattenimpression ist jedoch ein deutlicher Sklerosesaum vorhanden. Erst wenn derartige knöcherne Reaktionen einsetzen und sich manifestieren, kann ein Deckplatteneinbruch diagnostiziert werden. Die Impression im kranialen Wirbelkörper ist nicht so gut zu erkennen, was durch Überlagerungseffekte in dem durchstrahlten Gewebe zu erklären ist.

Einen Extrembefund einer Spondylose konnten wir an der Wirbelsäule einer 67jährigen Verstorbenen finden. Neben einer fortgeschrittenen Osteoporose waren gleich mehrere Segmente von einer Spondylose betroffen. Dabei war das Segment L 2-3 nahezu vollständig knöchern ankylosiert (Abb. 26).

Verteilungsmuster und Lokalisation der Spondylose

Bei den weiteren Untersuchungen zeigen sich spondylotische Veränderungen in unterschiedlichen Ausprägungen. Dabei kann festgestellt werden, daß die Spondylophyten vorwiegend im Bereich der unteren LWS lokalisiert sind. Überdurchschnittlich häufig sind die Segmente L 3-5 und der lumbosakrale Übergang betroffen. Da dies die Regionen mit der höchsten biomechanischen Belastung sind, kommt es hier am ehesten zu degenerativen Erscheinungen.

Als reaktive Veränderung kommt es dann durch Zug- und Scherkräfte zur Ausbildung von Knochenappositionen im Sinne der *Spondylophyten*. Wie in den Abbildungen 27 und 28 zu erkennen ist, gehen die Knochenappositionen überwiegend von den jeweiligen kaudalen Wirbeln eines Bewegungssegmentes aus.

Als weitere Befunde sind Veränderungen im Bereich der Markräume der Wirbelkörper zu erheben. In Abb. 27 und 28 ist es im Rahmen der Hauptkrankheiten zu einer ossären Metastasierung gekommen. In einem Fall handelte es sich um ein Urothelkarzinom der Harnblase, in einem anderen Fall um ein metastasierendes Bronchialkarzinom. In beiden Fällen sind die makroskopisch deutlich erkennbaren Rundherde in den entsprechenden Röntgenaufnahmen nicht zu erkennen, obwohl hier unterschiedliche Belichtungszeiten gewählt wurden.

Pathogenese der Spondylosis deformans

Da die Bildungen der Spondylophyten im Bereich der Wirbelkörperrandleisten als reaktive Veränderungen zu werten sind, liegt die Ursache für ihre Entstehung bei den degenerativen Veränderungen im Bereich des Zwischenwirbelraumes. Diese primären Störungen sind die Voraussetzung für die Ausbildung der verschiedenen Formen und typischen Lokalisationen spondylotischer Randwülste. Die mechanischen Beanspruchungen der Bewegungssegmente der Wirbelsäule sind hierbei von grundlegender Bedeutung

BIOMECHANISCHE ASPEKTE. Die Degenerationsprozesse der Bandscheibe führen zu einem Elastizitätsverlust mit anschließender Gefügestörung. Bei den Veränderungen kommt es auch zu Einrissen im Bereich der Randleisten, in deren äußerste Schichten die *Scharpey'schen Fasern*

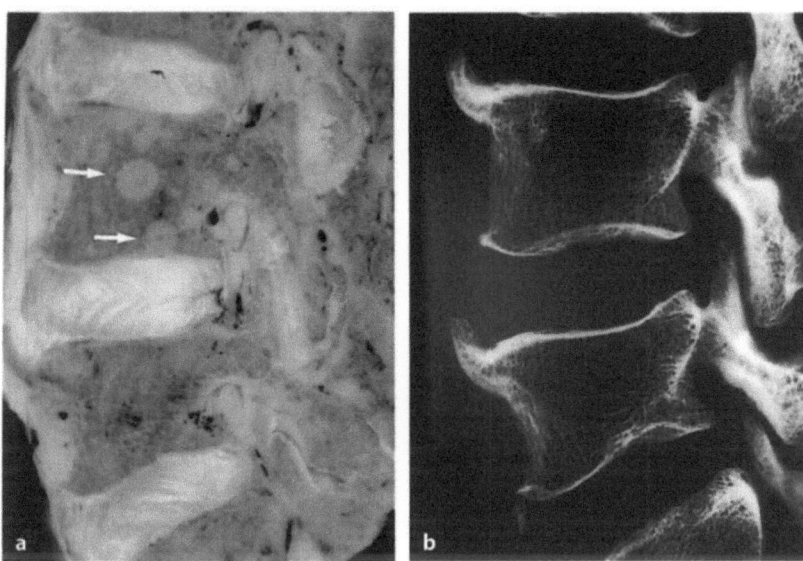

Abb. 27. a Sagittalschnitt durch eine LWS, Segmente L 2-5. In allen Segmenten nachweisbare Spondylophytenbildung. Insgesamt nur geringe Höhenabnahme der Zwischenwirbelräume. Zusätzlicher Befund von Knochenmetastasen im Markraum von LWK 3 bei klinisch bekanntem Urothelkarzinom (Pfeile) (männlich, 76 J.). **b** Vergleichende radiologische Aufnahme der LWS. Die Spondylophyten der Wirbelvorderkanten kommen gut zur Darstellung. Endplattensklerose der Wirbel, nur geringe Höhenminderung der Bandscheibenfächer. Die metastatischen Rundherde sind radiologisch nicht zu belegen (männlich, 76 J.)

einstrahlen. Wenn sich in diesem Bereich Fasern der Randleiste in größerem Umfang ablösen, fehlt hier der feste Zusammenhalt zwischen Wirbelkörper und Bandscheibengewebe. Es resultiert eine unphysiologische Verschieblichkeit des gelockerten Bandscheibengewebes, die sich besonders ungünstig auswirkt, wenn der Gallertkern noch über eine ausreichende Quellkraft verfügt.

Bei den andauernden Bewegungen preßt sich Bandscheibengewebe bis in den Ansatzbereich des vorderen Längsbandes. Durch die kontinuierliche Zerrung der Ansatzstellen kommt es besonders in diesen Bereichen zur Ausbildung knöcherner Randzacken. Ist der Gallertkern flüssigkeitsarm und sind im Zuge der Degenerationsprozesse stärkere Veränderungen der Chondrosis intervertebralis vorhanden, kommt es nur zu eingeschränkten Zerrungen am Längsband. Eine Spondylosis stärkeren Ausmaßes kann sich in diesen Segmenten nicht ausbilden.

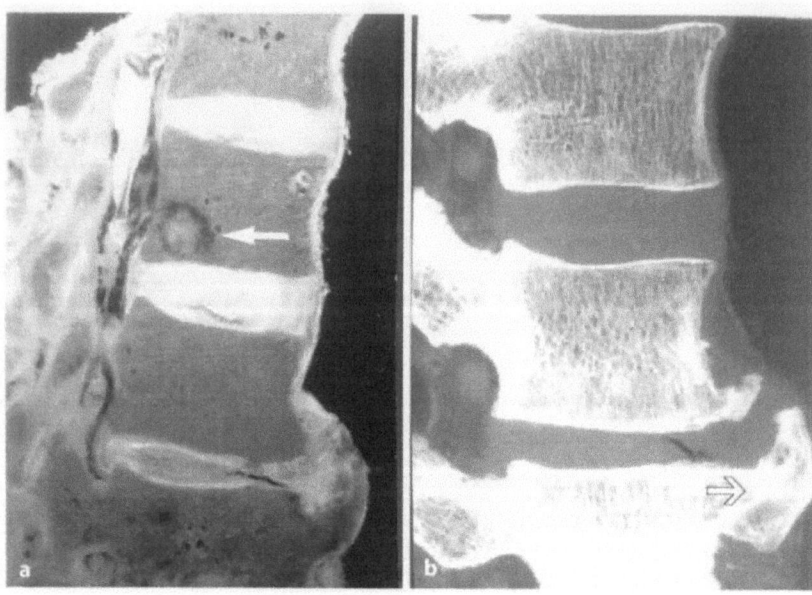

Abb. 28. a Sagittaler Dünnschnitt durch die Segmente L 1-4 einer isolierten LWS. Ausgeprägte Osteochondrose im Intervertebralraum L 3-4, ventrale Dislokation von Bandscheibengewebe, Rißbildung, prominenter Spondylophyt am ventralen Rand des LWK 4. Rundherd im Markraum von LWK 2 bei bekanntem metastasierendem Bronchialkarzinom (Pfeil) (männlich, 62 J.). **b** Vergleichende radiologische Aufnahme des unter a gezeigten Präparates. Auch in der radiologischen Aufnahme erkennbare Höhenabnahme im Segment L 3-4, die Rißbildung imponiert hier als „Vakuumphänomen". Deutliche Darstellung des dornartigen Osteophyten an der Ventralfläche des LWK 4, horizontale und vertikale Ausrichtung der neugebildeten Trabekel (Pfeil)

Tatsächlich können bei unseren Untersuchungen die Extrembefunde einer Spondylose beobachtet werden, in denen die eigentlichen Bandscheibenveränderungen noch nicht so weit fortgeschritten sind (Abb. 27).

Nach strukturanalytischen Untersuchungen zeigt sich, daß die spondylotischen Randwülste funktionelle Strukturen mit trajektorieller Ausrichtung der Knochenbälkchen besitzen. Die beginnenden Randzacken entwickeln sich im Bereich der Ansatzstellen des vorderen Längsbandes in zunächst horizontaler Richtung. Anschließend folgt ein mehr vertikaler Verlauf der Knochenbälkchen, die sich dann an der Verlaufsrichtung der Fasern des Längsbandes orientieren (Abb. 28).

Pathologie der knöchernen Anteile des Bewegungssegmentes und der Zwischenwirbelgelenke

Nach der Darstellung der pathologischen Veränderungen des Zwischenwirbelraumes werden die Veränderungen der Wirbelkörper und der knöchernen Gelenkverbindungen der Wirbelsäule aufgezeigt.

Da die Bewegungssegmente der Wirbelsäule eine funktionelle Einheit bilden, sind viele Veränderungen im Bereich der Bandscheibe nicht ohne Folge auf die Wirbelkörper und die kleinen Wirbelgelenke. Andererseits entwickeln sich einige Krankheitsbilder unabhängig von den Veränderungen im Zwischenwirbelraum. Diese Krankheitsbilder sind bei der Differentialdiagnose der degenerativen Wirbelsäulenleiden zu berücksichtigen.

Röntgenographische Befunde der Wirbelkörper

Degenerative Veränderungen im Bereich der Wirbelkörper werden nach unseren Untersuchungen durch die dargestellten Wechselwirkungen mit den Bandscheiben hervorgerufen.

Die Abbildungen 29 und 30 zeigen zwei komplette LWS-Präparate im lateralen Strahlengang.

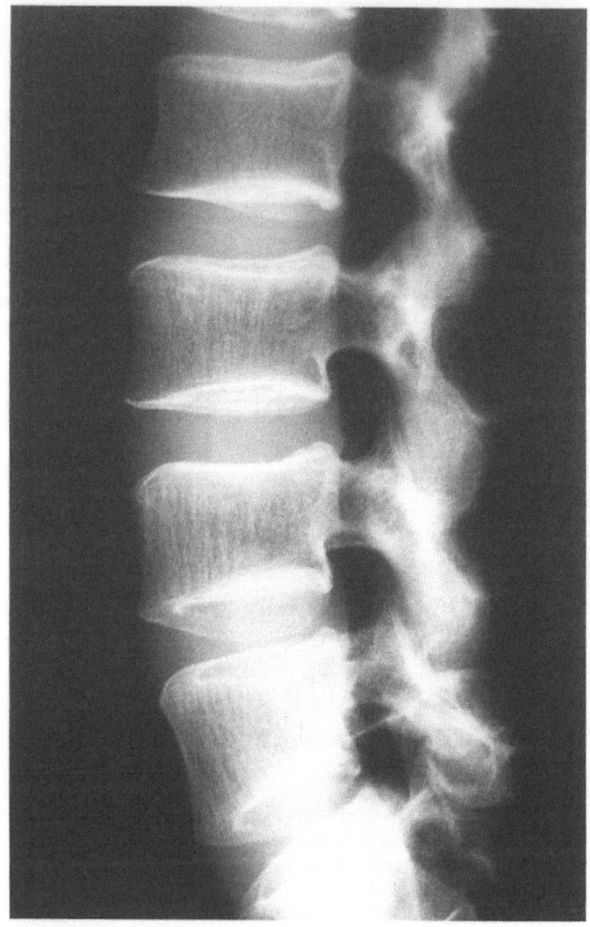

Abb. 29. Röntgenaufnahme eines isolierten LWS-Präparates. Weitgehender Normalbefund, gleichmäßige Konfigurierung der Wirbelkörper. Regelrechte Höhe der Zwischenwirbelräume, minimale Deckplattensklerose (männlich, 59 J.)

In der Abb. 29 liegen regelrechte Verhältnisse vor. Die Struktur der Wirbelkörper ist symmetrisch regelrecht, Randkantenausziehungen sind nicht dargestellt. Ebenso sind die knöchernen Endplatten nicht wesentlich verändert. Die Trabekulierung der Markräume weist ebenfalls altersentsprechende Merkmale auf. Hier ist ein Normalbefund dargestellt.

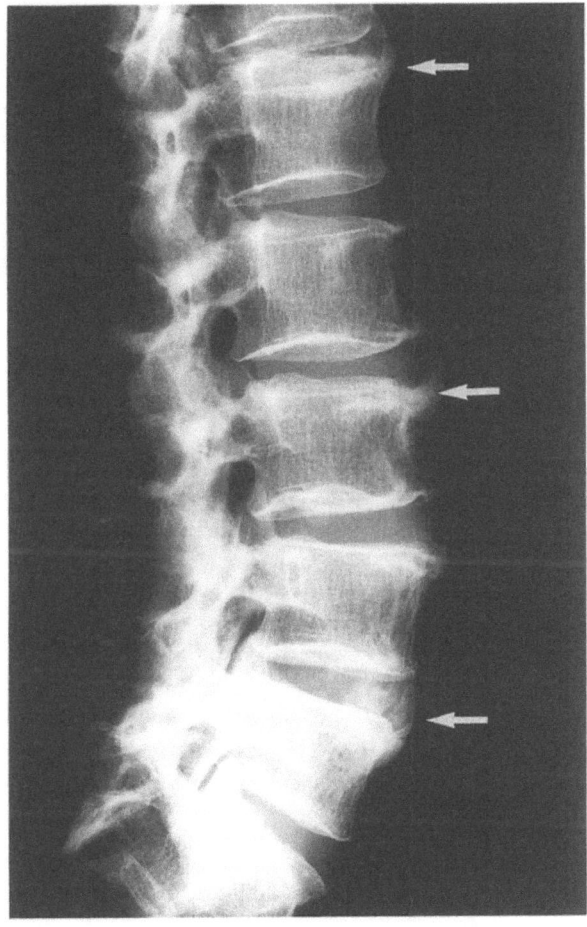

Abb. 30. Röntgenaufnahme eines isolierten LWS-Präparates, schwere Spondylosis deformans. Höhenminderung der Zwischenwirbelräume, Endplattensklerose bei Osteochondrose. Multiple Spondylophytenbildung mit spangenartigen Knochenausziehungen der Randleisten (Pfeile) (männlich, 67 J.)

Das Seitenbild der LWS in der Abb. 30 zeigt hingegen schwergradige Veränderungen auf. Die Folgezustände der Spondylose mit den prominenten Randzacken sind deutlich zu erkennen. Es lassen sich also durch Übersichtsaufnahmen im seitlichen Strahlengang die knöchernen Veränderungen der Wirbelkörper im Rahmen der Degenerationsprozesse zuverlässig erfassen.

Randwülste anderer Entstehung – Differentialdiagnosen

An der Wirbelsäule werden gelegentlich Randwülste beobachtet, die nicht auf die schon geschilderten Entstehungsursachen der Spondylose zurückzuführen sind. Dabei können sowohl die Verteilung als auch die Morphologie von den beschriebenen Verhältnissen der degenerativen Randzackenbildung abweichen.

Spondylose und Trauma

In einem Fall unseres Untersuchungsgutes finden sich die Verhältnisse eines Wirbelsäulensegmentes nach einem stattgehabten Polytrauma. Im Rahmen eines Unfalls mit großer Gewalteinwirkung auf das Achsenorgan kam es zu einer Berstungsfraktur der Wirbelkörperendplatten im Bereich des BWK 12 und LWK 1. Die Konsolidierung der knöchernen Verletzung erfolgte durch sekundäre Frakturheilung mit überschießender Kallusbildung. Wie in den Abbildungen 31a und b zu erkennen ist, sind die Randkanten der frakturierten Wirbelkörper durch einen wolkigen Knochenkallus aufgetrieben. Zusätzlich ist radiologisch eine deutliche Verschattung im Bereich der vorderen Anteile des Bandscheibenraumes auszumachen. Dies spricht für eine Kombinationsverletzung der Wirbelkörper und der Bandscheibe mit anschließender Knochenheilung. Mit der Verletzung der Bandscheibengrenze ist die Integrität des osmotischen Systems zerstört. Neben dem traumatischen Substanzverlust kommt es durch die Verletzungsfolge zu einer vermehrten Flüssigkeitsabgabe. Als Folge stellt sich eine Höhenminderung des Bewegungssegmentes ein. Das im Rahmen der Frakturheilung auftretende Kallusgewebe führt zu ausgeprägten Überbrückungsvorgängen, die in dem vorliegenden Fall zu einer Ankylosierung des Bewegungssegmentes geführt haben.

Differentialdiagnostisch ist die Kallusbildung von den üblichen spondylotischen Randzacken dadurch abzugrenzen, daß es in diesem Fall zu einer doch deutlichen Mitbeteiligung des Zwischenwirbelraumes gekommen ist. Auch gehen die Veränderungen nicht streng von der Randleistenzone des vorderen Längsbandes aus, wie es bei der Entstehung der degenerativen Spondylose der Fall ist.

Randwülste anderer Entstehung – Differentialdiagnosen

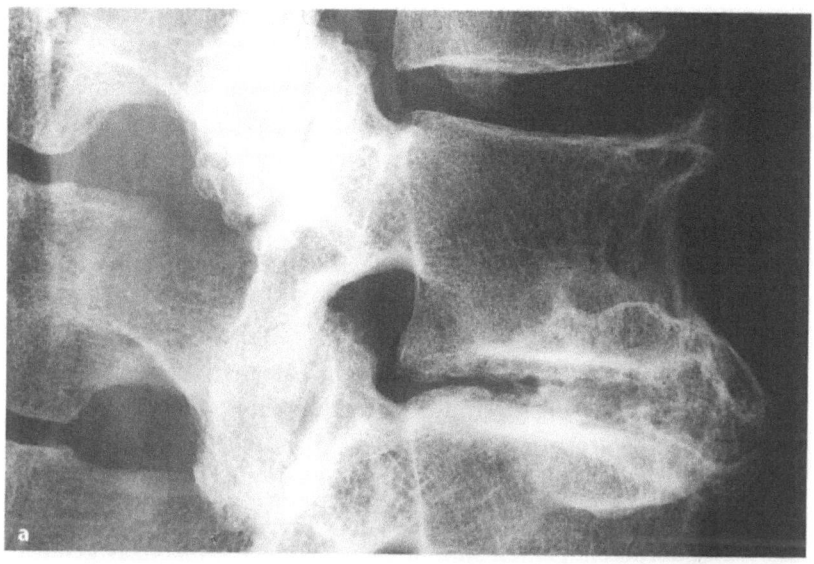

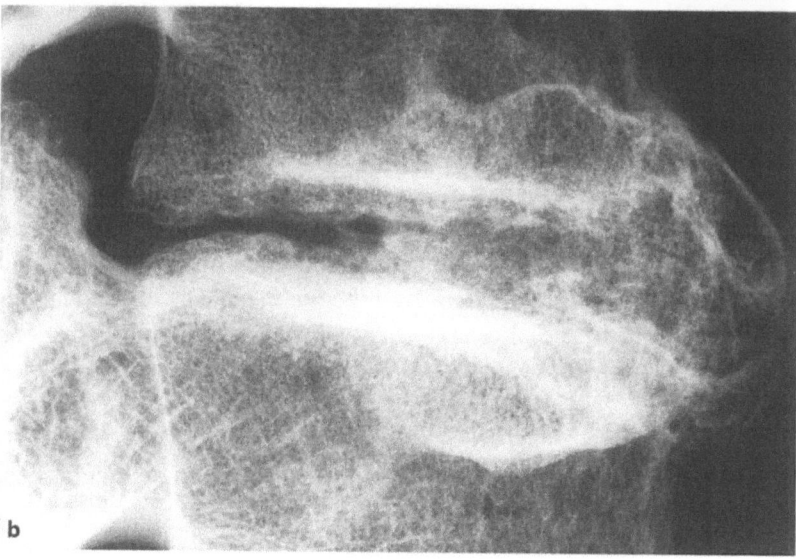

Abb. 31. a Röntgenaufnahme eines isolierten LWS-Präparates, Segment Th 12- L 1, Zustand nach Polytrauma mit Wirbelkörperfraktur. Höhenminderung des Zwischenwirbelraums und wolkiger Kallusbildung bei sekundärer Frakturheilung (männlich, 66 J.). **b** Ausschnittsvergrößerung des Präparates, überschießende Kallusbildung mit spangenartigen Knochenappositionen an den ventralen Randleisten der Wirbelkörper Th 12/L1 (männlich, 66 J., Vergrößerung × 2)

Spondylarthritis ankylosans – M. Bechterew

Die Abgrenzung der Spondylosis deformans von den Veränderungen des M. Bechterew ist in den initialen Stadien nicht immer einfach. Differentialdiagnostische Entscheidungshilfen liefert neben der Anamnese häufig die klinische Symptomatik.

Die ausgebildeten Fälle der *Spondylarthritis ankylosans* sind hingegen doch recht charakteristisch und mit den degenerativen Veränderungen im Röntgenbild und im makroskopisch-anatomischen Präparat nur eingeschränkt vergleichbar.

Im Gegensatz zu den degenerativen Läsionen, die sich durch eine Höhenminderung des Intervertebralraumes auszeichnen, sind bei der *Spondylarthritis ankylosans* die Bandscheiben nicht primär beteiligt. In Abb. 32 sind die typischen Veränderungen dargestellt. Die Höhe der Zwischenwirbelräume ist noch weitgehend regelrecht, die Wirbelkörperendplatten sind in allen Segmenten bikonkav geformt, was ein Hinweis für den regelrechten Turgor der Bandscheiben ist. Auffällig ist eine teilweise Begradigung der Wirbelkörpervorderkontur, die durch eine wechselnde periostale Knochenneubildung und subperiostale Resorption entsteht. Es kommt zur Ausbildung typischer *Kastenwirbel*. Weiterhin bilden sich im Verlauf der Erkrankung kleine Knochenappositionen aus – die *Syndesmophyten*. Sie entstehen überwiegend im prädiskalen Raum der Wirbelvorderflächen und haben eine kranio-kaudale Ausrichtung. In dem dargestellten Fall sind nur diskrete Syndesmophyten zu erkennen, jedoch zeigt sich der deutliche knöcherne Kontakt der Wirbelkörperkanten in den kranialen Segmenten, so daß auch hier von einer Ankylose auszugehen ist.

WIRBELGELENKE. Zusätzlich finden sich auch die pathognomonischen Veränderungen an den kleinen Wirbelgelenken. Wegen der Aufnahme im seitlichen Strahlengang sind die Gelenkspalten nicht einzusehen, doch erkennt man die deutliche Verschattung der Interartikularportionen, die auf eine starke Verknöcherung dieser Gelenksegmente hinweisen.

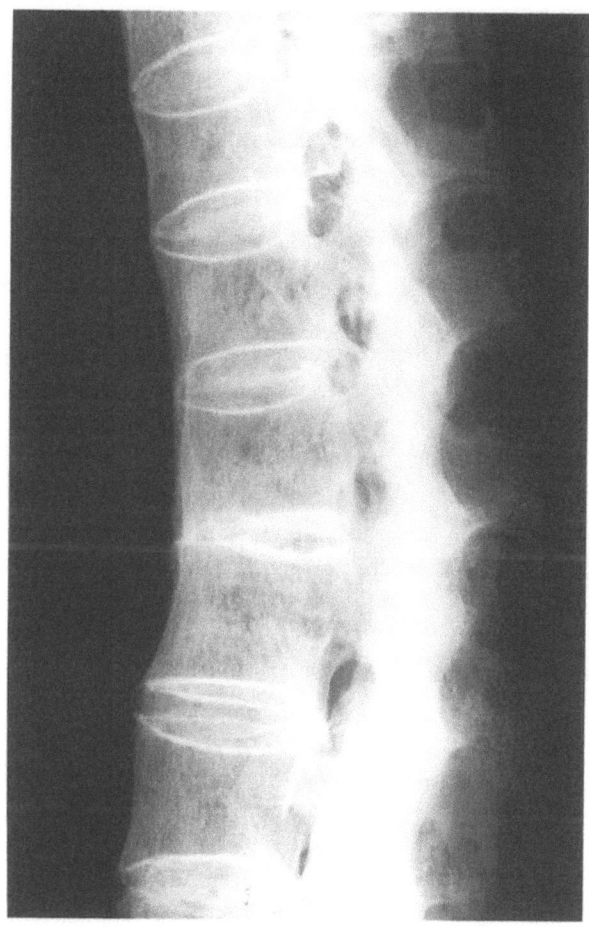

Abb. 32. Röntgenaufnahme eines isolierten LWS-Präparates, Befund eines M. Bechterew (Spondylarthritis ankylosans). Endplattensklerose und knöcherne Überbauung der Intervertebralräume. Ausgeprägte Verknöcherung der kleinen Wirbelgelenke, „*Bambusstabform*" der Wirbelsäule (männlich, 87 J.)

Osteoporose der Wirbelkörper

Eine Osteoporose entspricht definitionsgemäß stets einer rarefizierenden Osteopathie. Sie ist gekennzeichnet durch das Vorliegen einer negativen Bilanz zwischen Knochenan- und -abbau infolge Überwiegens der Abbauvorgänge.

Die Wirbelsäule ist bei der Osteoporose regelmäßig mitbetroffen. Häufig bildet sie die Prädilektionsstelle für die Entwicklung einer Knochenrarefizierung und zeigt ein stärker fortgeschrittenes Stadium als das periphere Skelett. In diesen Fällen spricht man von einer Stammskelettosteoporose.

Da die Wirbelkörper ein Teil des Bewegungssegmentes sind, bleiben substantielle Strukturveränderungen nicht ohne Folgen für diese Funktionseinheit. In unserem Untersuchungsgut konnten in nahezu allen Fällen unterschiedliche Schweregrade einer Osteoporose festgestellt werden.

Röntgensymptome der Osteoporose

Strukturanalysen von Röntgenbildern osteoporotischer Wirbel ergeben eine mit fortschreitender Erkrankung zunehmende Auflockerung des Spongiosagefüges. Dabei erscheinen die Abstände der Trabekeltrajektorien vergrößert, woraus eine Vergröberung der Strukturzeichnung resultiert (Abb. 33). Durch die überwiegende Abnahme der horizontalen Trabekel kommt es zu einer scheinbaren Vermehrung der vertikalen Strukturen.

Die Wirbelkörperendplatten und die Kantenkortikalisschichten werden bei der Osteoporose spongiosiert oder verdünnt, wobei die verdünnten Wirbelkörperplatten in der Regel im Röntgenbild verstärkt gezeichnet erscheinen.

Bei weiter fortschreitender Osteoporose werden auch die statisch bedeutsamen Teile der Wirbelspongiosa abgebaut. Dies führt in der Regel zu einer verminderten Belastbarkeit der Wirbelkörper.

WIRBELKÖRPERVERFORMUNGEN BEI OSTEOPOROSE. Bei der Pathogenese der Wirbelkörperverformungen spielt die verminderte Belastbarkeit der Spongiosastrukturen durch die beschriebenen Abbauprozesse die entscheidende Rolle. Häufig sind Konturunregelmäßigkeiten und Fließverformungen nachzuweisen.

Osteoporose der Wirbelkörper

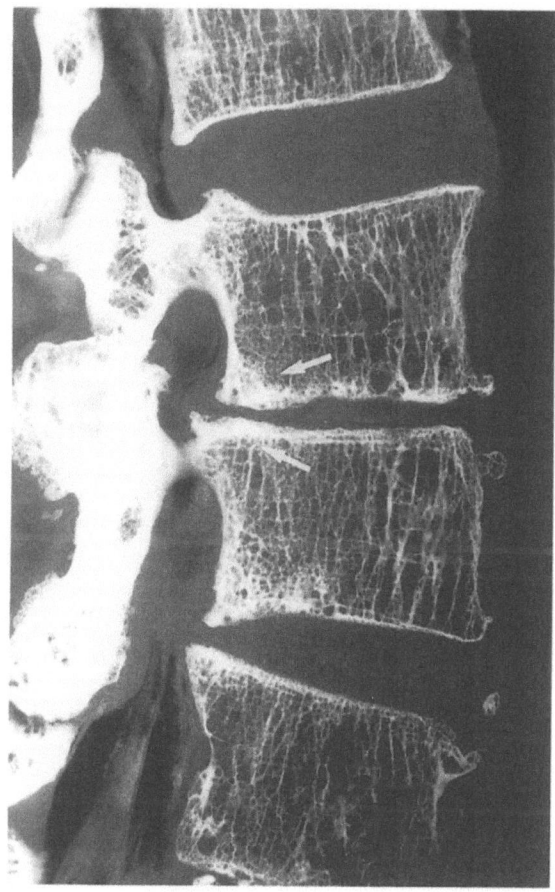

Abb. 33. Röntgenaufnahme eines sagittalen Dünnschnitts eines isolierten LWS-Präparates. Hochgradige Osteoporose der Wirbelkörpermarkräume mit Abnahme der Knochentrabekel. Deckplattensklerose der dorsalen Zwischenwirbelabschnitte im Intervertebralraum L 3–4 (Pfeile), ausgeprägte Höhenminderung (männlich, 80 J.)

Eine hochgradige Osteoporose, wie sie in Abb. 34 dargestellt ist, führt regelmäßig zu Formveränderungen. Vorraussetzung für die Ausbildung derartiger *Fischwirbel* ist ein Mißverhältnis zwischen Belastung und Belastbarkeit der Wirbelkörper. Da in dem vorliegenden Fall die Bandscheiben nur wenige Degenerationserscheinungen aufweisen, führt der erhaltene Quelldruck des Gallertkerns zu einer großbogigen, bikonkaven Verformung der angrenzenden Wirbelkörper.

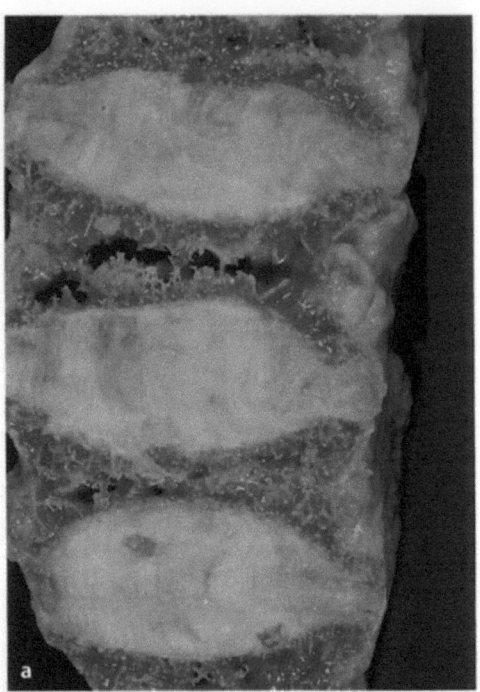
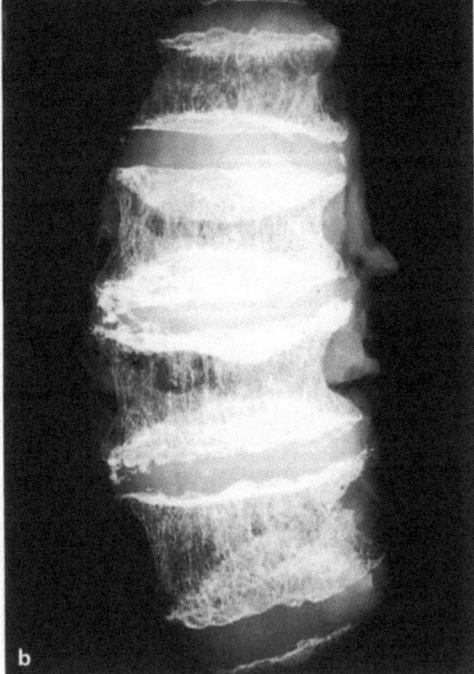

Abb. 34a,b.
Vergleichende morphologische und radiologische Befunde bei Osteoporose.
a Frontalschnitt einer isolierten LWS, Segment L 2–5. Ausgeprägte Strukturinhomogenität mit Substanzverlust der Spongiosaanteile der Wirbelkörper. Deutliche „*Fischwirbelbildung*" (weiblich, 73 J.).
b Vergleichender röntgenographischer Befund. Erkennbare Strukturauflockerung der Trabekel. Großbogige Verformung der Wirbelkörperendplatten, Sinterung der Wirbelkörper (weiblich, 73 J.)

Osteoporose der Wirbelkörper

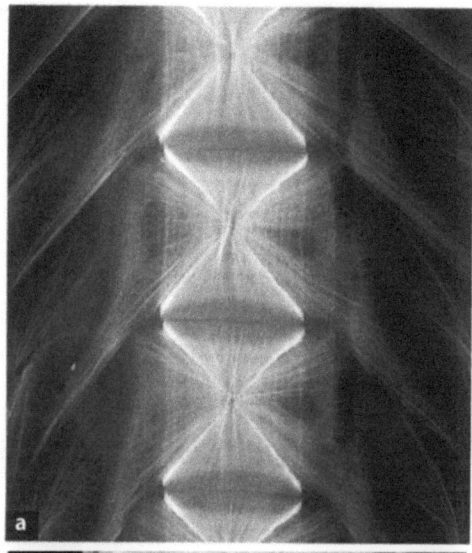
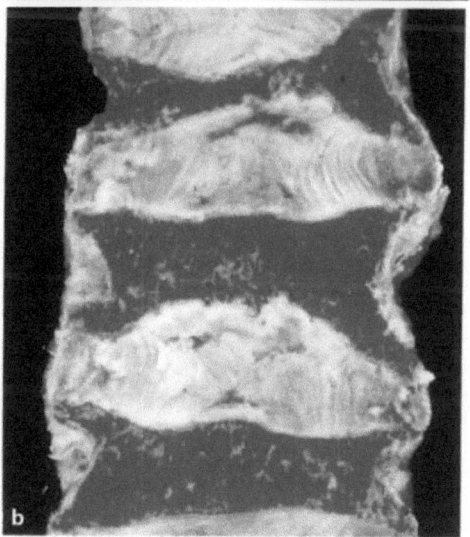

Abb. 35a,b. Vergleichende Darstellung des Befundes der „*Fischwirbel*".
a Radiologisches Übersichtsbild einer originären Wirbelsäule eines Knochenfisches. Die Wirbelkörper besitzen eine sanduhrartige Form.
b Makromorphologisches Präparat eines Wirbelspans einer isolierten menschlichen Wirbelsäule im Frontalschnitt. Zentrale Sinterung der Wirbelkörperendplatten bei fortgeschrittener Osteoporose mit „*fischwirbelartiger*" Deformierung der Wirbelkörper

Abbildung 35 stellt die Befunde der *Fischwirbel* exemplarisch dar. Diese Bezeichnung ist auf die Tatsache zurückzuführen, daß die Wirbelkörper der Klasse der „Knochenfische" eine charakteristische bikonkave Struktur aufweisen. Die morphologischen Veränderungen an den menschlichen Wirbelkörpern bei fortschreitender Osteoporose entsprechen diesem Bild.

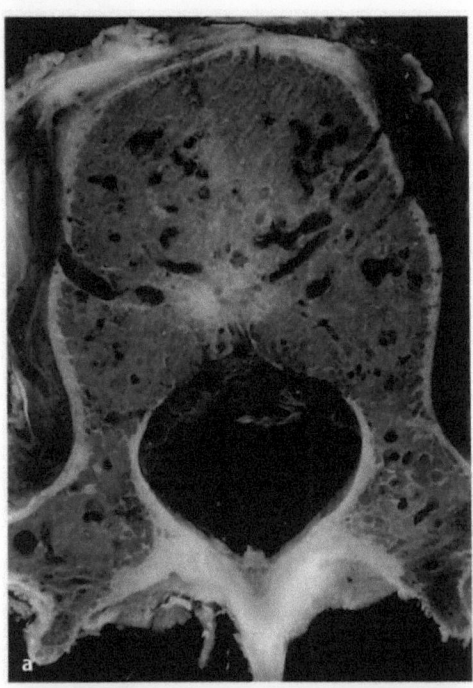
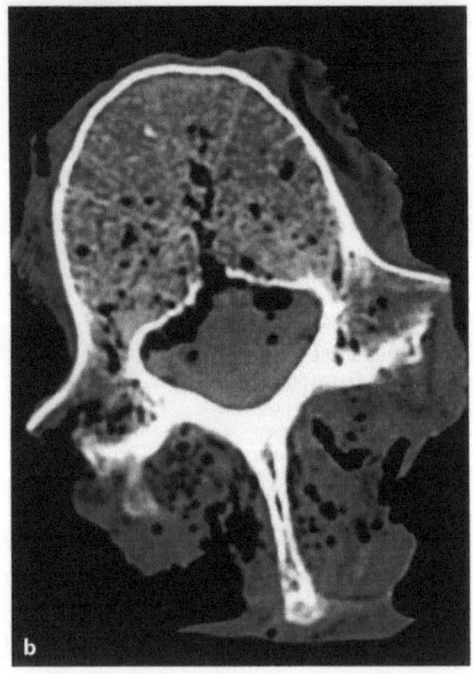

Abb. 36a,b.
Vergleichende makroskopische und computertomographische Befunde eines isolierten Wirbelkörpers bei Osteoporose.
a Transversalschnitt durch den Markraum eines Lendenwirbelkörpers in Höhe von LWK 4. Rarefizierung der Markraumtrabekel bei fortgeschrittener Osteoporose. Deutlich ausgeprägtes Geflecht der Markraumsinusoide, Konfluenz mit dem epiduralen Venenplexus im Wirbelkanal. Regelrechte knöcherne Begrenzung des Spinalkanals (männlich, Vergrößerung × 2).
b Vergleichender computertomographischer Befund. Aufgelockerte Markraumstrukturen mit ausgeweiteten venösen Gefäßgeflechten (männlich, Vergrößerung × 1,5)

Auch bei der Untersuchung von transversalen Schnittpräparaten können wir die spezifischen Markraumveränderungen nachweisen. Im Bereich der aufgelockerten Spongiosa sind prominente Markraumsinusoide vorhanden. Vergleichende CT-Untersuchungen weisen ebenfalls die vorhandenen Substanzinhomogenitäten in der Spongiosa auf (Abb. 36).

Die oben beschriebenen Formveränderungen der Wirbelkörper führen zu einer Gefügestörung der Bewegungssegmente, die wiederum degenerative Prozesse unterhalten können. Vordergründig sind hierbei die Verschiebungen der Wirbelbogengelenke, wie sie durch die Höhenabnahme des Achsenskelettes bedingt werden. Zusätzlich sind Veränderungen der Ernährungssituation der Bandscheiben durch die Umbauprozesse der Markräume zu berücksichtigen.

Spondylarthrose der Zwischenwirbelgelenke

An insgesamt 34 der 40 untersuchten postmortalen Wirbelsäulen konnten degenerative Gelenkveränderungen im Sinne einer *Spondylarthrose* festgestellt werden. Die kleinen Wirbelgelenke sind häufig bei den degenerativen Prozessen des Bewegungssegmentes beteiligt.

Nach dem Verteilungsmuster sind die Veränderungen gehäuft in den unteren Segmenten der Lendenwirbelsäule anzutreffen. Diese stehen in regelmäßigem Zusammenhang mit den Veränderungen der Bandscheiben bei fortgeschrittener Osteochondrose. Durch die Höhenreduktion kommt es zu einer teleskopartigen Verschiebung der Gelenkflächen. Durch die unphysiologischen Bewegungsmuster und Fehlbelastungen entwickeln sich arthrotische Veränderungen an den synovialen Gelenkfacetten.

Pathomorphologie der Spondylarthrose

Die Spondylarthrose zeigt keine wesentlichen Unterschiede zu den degenerativen Veränderungen an anderen synovialen Gelenken. Fibrillation und Erosionen von hyalinem Gelenkknorpel sind die initialen Veränderungen. Radiologisch imponieren die Abnahme und Destruktion der knorpeligen Gelenkflächen durch eine Verschmälerung des Gelenkspaltes.

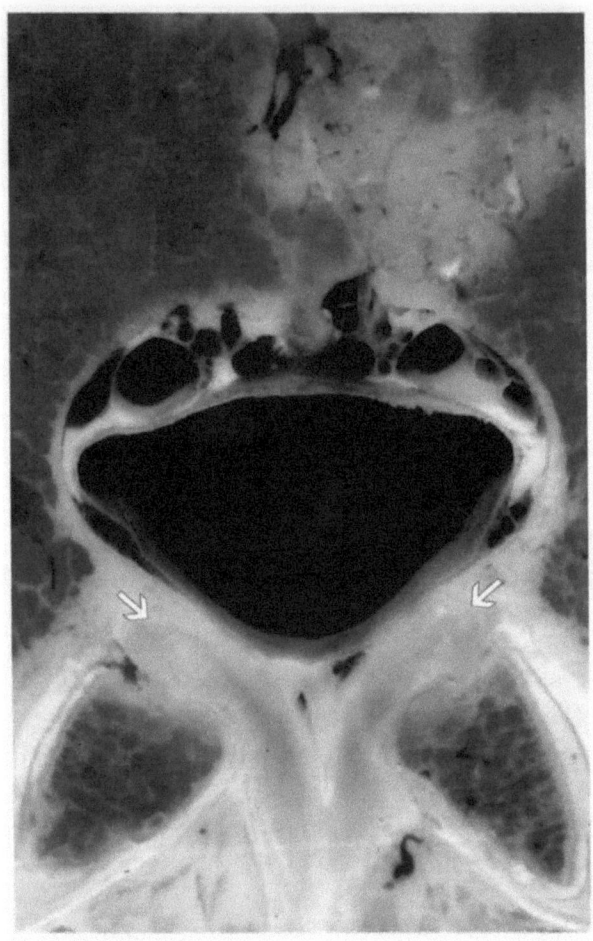

Abb. 37. Transversalschnitt durch die Facettengelenke L 1-2. Makromorphologische Darstellung der dorsalen Kompartimente der Lendenwirbelsäule. Markraumanschnitt mit venösen Blutleitern und paravasalen Markraumverfärbungen. Zwischen Wirbelkörper und Dura mater spinalis liegt der epidurale Gefäßplexus. Gleichmäßige Begrenzung des Wirbelkanals, gleichmäßige Konfiguration der Wirbelgelenkflächen, insgesamt nur geringgradige arthrotische Veränderungen an den kleinen Wirbelgelenken mit minimaler Sklerosierung der subchondralen Knochenmatrix. Normal angelegtes Lig. flavum (Pfeile) mit Wirbelgelenkkapseln (männlich, 65 J., Vergrößerung × 4)

In Abb. 37 sind nahezu regelrechte Verhältnisse des dorsalen Wirbelsäulenkompartimentes dargestellt. Neben der regelrechten Begrenzung des knöchernen Spinalkanals sind hier zusätzlich die venösen Blutleitergeflechte des Epiduralraumes dargestellt.

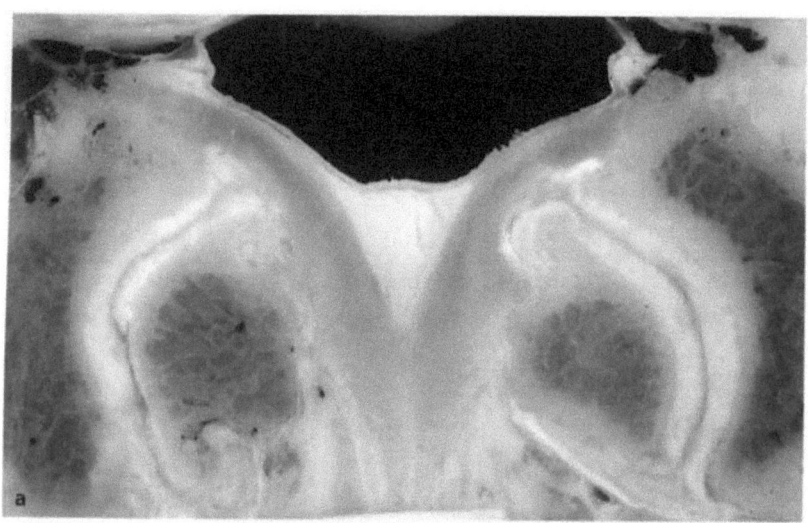
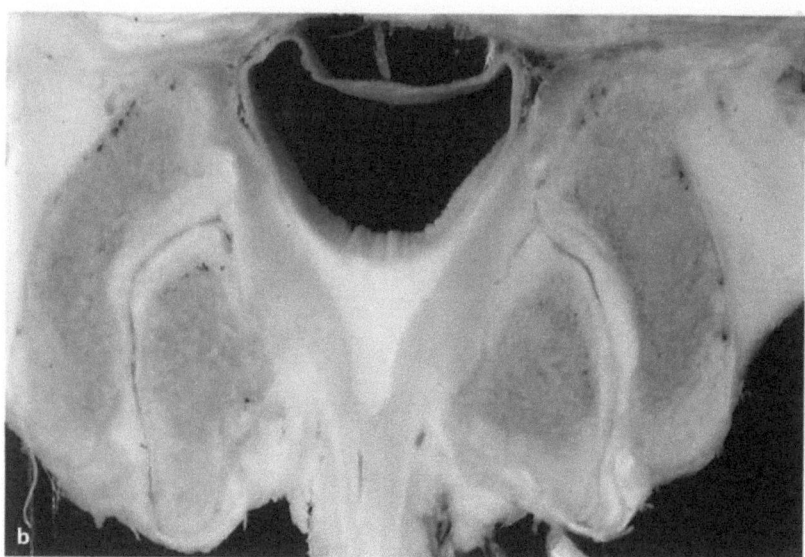

Abb. 38. a Transversalschnitt durch die Facettengelenke L 4–5, geringe Asymmetrie der Gelenkflächen. Auf der linken Seite zentrale Rarefizierung der Knorpelschicht mit reaktiver Sklerose der subchondralen Knochenbezirke. Osteophytäre Ausziehungen im Bereich der ventralen und dorsalen Anteile des inneren Gelenkfortsatzes. Mäßige Hypertrophie des Lig. flavum (männlich 79 J., Vergrößerung × 4). **b** Transversalschnitt durch die Facettengelenke L 2–3. Deutliche Verschmälerung des Gelenkspaltes mit Verlust von großen Anteilen der hyalinknorpeligen Gelenkflächen. Reaktive Sklerosierung der subchondralen Knochenareale der Gelenkfortsätze. Auch hier asymmetrisch ausgerichtete Gelenkflächen, kräftiges Lig. flavum. Regelrechter Spinalkanal (männlich, 74 J., Vergrößerung × 4)

Zu der Funktionseinheit der Bewegungssegmente gehören neben den Wirbelgelenken auch die Strukturen des dorsalen Bandapparates. In dem vorliegendem Fall liegen regelrechte Verhältnisse des Bandapparates vor. Das Lig. flavum fällt durch einen hohen Anteil an elastischen Fasern auf, welche durch die charakteristische gelbe Färbung imponieren.

Der Facettengelenkkomplex zeichnet sich in der vorliegenden Abbildung durch eine weitgehend regelrechte Symmetrie der Gelenkflächen aus. Die knorpeligen Anteile der Gelenkflächen sind makroskopisch unauffällig.

Bei fortschreitender Arthrose der Gelenke bilden sich zunehmend Deformierungen aus. Neben den initialen Veränderungen, die sich zunächst auf die subchondralen Anteile der knöchernen Gelenkflächen beschränken, können sich in weiteren Stadien auch Randexostosen im Sinne von Osteophyten ausbilden. In Abb. 38a und b sind derartige Veränderungen in der Makroskopie dargestellt. Die Sklerosierung der Gelenkflächen erfolgt regelmäßig in den Bereichen, wo es zu einem signifikanten Knorpelschwund gekommen ist.

Auch können konsekutiv die Fasern des Bandapparates durch die geänderten biomechanischen Verhältnisse in dieser Region hypertrophieren. In manchen Fällen kann es dann zu einer deutlichen Einengung des Spinalkanales kommen. In diesem Zusammenhang sind auch die arthrotischen Randausziehungen der Wirbelgelenkfacetten bei der degenerativen Spinalkanalstenose ein wesentlicher pathogenetischer Faktor.

Röntgenographische Befunde

Die arthrotischen Veränderungen sind am genauesten in transversalen Aufnahmen auszumachen. Die röntgenographischen Befunde der Spondylarthrose sind durch die Höhenminderung des Gelenkspaltes, eine subchondrale Sklerose und Randosteophyten gekennzeichnet.

In den Abbildungen 39a und b sind die Randosteophyten bei der Spondylarthrose dargestellt. Weiterhin kann man die Sklerosierung der knöchernen Gelenkflächen durch die Verschattungsmuster der subchondralen Kortikalisstrukturen erkennen.

Als interessanter Befund läßt sich auch radiologisch eine intraartikuläre Verkalkung in einem Facettengelenk darstellen. Hierbei handelt es sich am ehesten um ein Dissektat der knorpeligen Gelenkfläche, welches sekundär kalzifiziert ist (*Osteochondrosis dissecans*).

Spondylarthrose der Zwischenwirbelgelenke

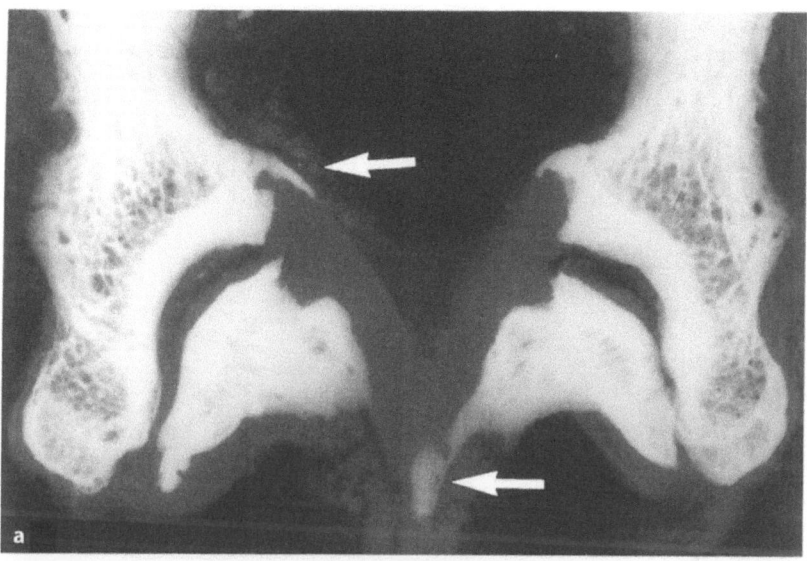

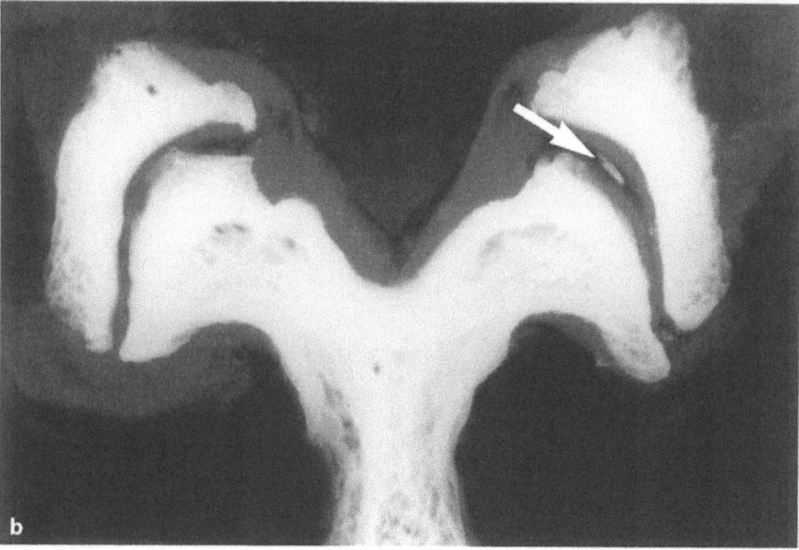

Abb. 39. a Radiologische Darstellung eines isolierten Facettengelenkkomplexes, Segment L 4-5. Arthrotische Veränderungen mit Verschmälerung des Gelenkspalts, Knochenapposition der Gelenkfortsätze (Pfeil). Zusätzlich degenerative Veränderungen mit Kalzifikation des Lig. flavum (männlich, 67 J., Vergrößerung × 4). **b** Radiologische Darstellung eines isolierten Gelenkkomplexes im Segment L 2-3. Asymmetrisch konfigurierte Gelenkflächen, im Bereich der rechten Gelenkfacette isolierter Kalzifizierungsherd im Gelenkspalt (Pfeil) (männlich, 67 J., Vergrößerung × 4)

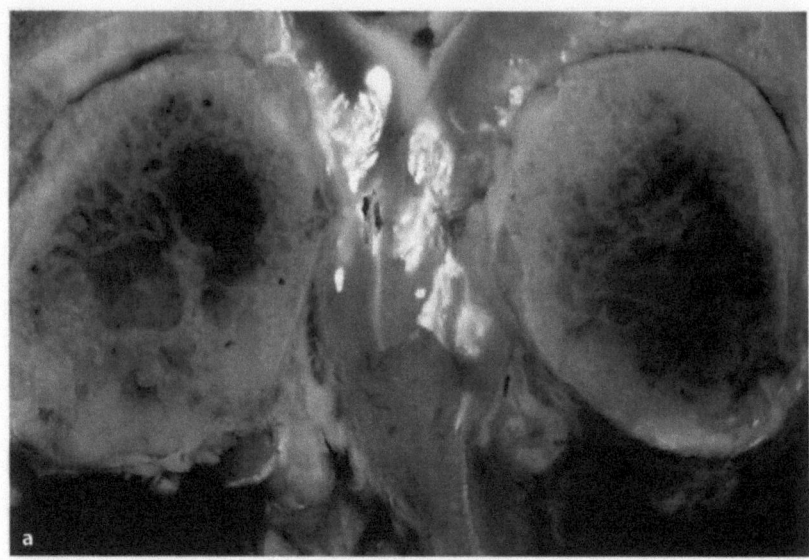

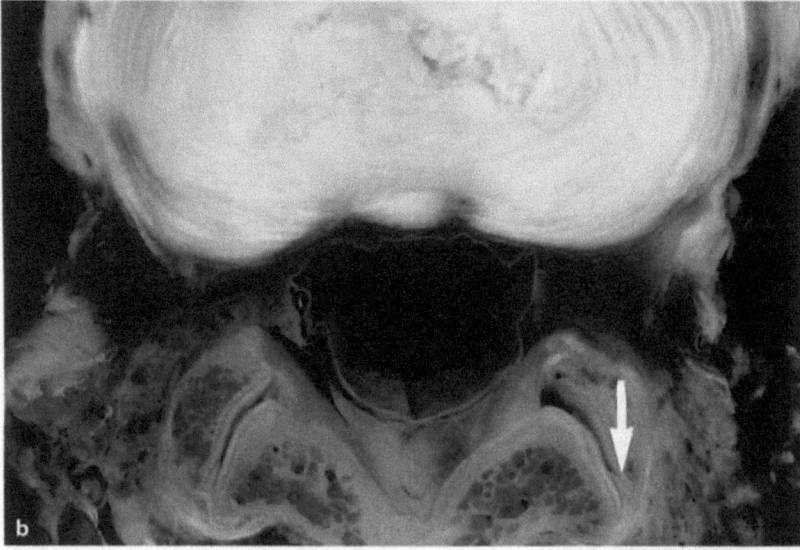

Abb. 40. a Transversalschnitt durch die Wirbelgelenke im Segment L 2-3. Nahezu konzentrisch verlaufende Gelenkflächen. Verringerung der Gelenkspalten mit Verlust der hyalinknorpeligen Gelenkflächen. Zentrale zystische Auflockerung der Knochentrabekel der Gelenkfortsätze. Disseminierte Ablagerung von Kalksubstanzen in den paraartikulären Weichteilen (männlich, 84 J., Vergrößerung × 6). **b** Transversalschnitt durch das dorsale Wirbelsäulenkompartiment, Segment L 2-3. Regelrechte knöcherne Begrenzung des Wirbelkanals. Facettengelenke mit Kapsel-Bandapparat, im dorsalen Gelenkspalt ist der Limbus articularis (synoviale Gelenkfalte) zu erkennen (Pfeil). Altersentsprechender Normalbefund (männlich, 67 J., Vergrößerung × 3)

Degeneration des Kapsel-Bandapparates

Degenerative Veränderungen können prinzipiell alle Bandstrukturen der Wirbelsäule betreffen. Bei unseren Untersuchungen ließen sich in sechs Fällen Verkalkungen der Faserstrukturen im Bereich des Lig. flavum nachweisen.

Der Bandapparat der Wirbelsäule verleiht den Strukturen des Bewegungssegmentes Stabilität. Bei Veränderungen der spinalen Strukturen in Bezug auf die osteochondrotischen Prozesse des Zwischenwirbelraumes treten gehäuft Lockerungen des Bandapparates auf. Abnorme Bewegungsmuster können in den Faserstrukturen und an den Ansatzstellen degenerative Prozesse einleiten. Diese Veränderungen zeichnen sich durch einen Verlust der elastischen Faserstrukturen aus. Neben proliferativen Veränderungen mit Hypertrophieneigung kommt es auch zu regressiven Alterationen.

In Abb. 40a sind die kombinierten Befunde der Spondylarthrose und der Bandverkalkungen dargestellt. Die degenerativen Gelenkveränderungen sind dabei weit fortgeschritten, es ist zu einer konzentrischen Umformung der Gelenkflächen gekommen. Neben der ausgeprägten Sklerose der Facetten erkennt man die Ausbildung von subchondralen Knochenzysten. Die Faseranteile des Lig. flavum weisen ausgedehnte disseminierte Kalzifizierungsdepots in unmittelbarer Umgebung zu den Gelenkfortsätzen auf.

Abbildung 40b zeigt an der ventralen Seite des unteren Gelenkfortsatzes ebenfalls ein kleines isoliertes Kalkdepot.

Biomechanische Veränderungen durch diese Texturstörungen haben wiederum Einfluß auf die Funktionseinheit des entsprechenden Bewegungssegmentes.

Verkalkungen oder Verknöcherungen anderer Bandstrukturen können in dem Untersuchungskollektiv weder radiologisch noch makroskopisch gesichert werden.

Lichtmikroskopische Befunde der Spondylarthrose

In Ergänzung zu den makroskopischen Untersuchungen sind an zahlreichen Präparaten zusätzliche histologische Untersuchungen durchgeführt worden.

Abb. 41a–d.
Mikroskopische Übersicht variabler Facettengelenksveränderungen.
a Sagittalschnitt eines Facettengelenks im Segment L 4–5. Gelenkspalt mit Knorpel-Knochengrenze. Starke Sklerosierung der subchondralen Trabekelstrukturen. Gefügestörung der knorpeligen Gelenkfläche (männlich, 73 J., Vergrößerung × 100).
b Ausschnittsvergrößerung des unter a dargestellten Präparates. Proliferation von hyalinen Knorpelzellen in „Brutkapseln". Sklerose der Knochenlamellen. Vergrößerung × 250.
c Sagittalschnitt eines Facettengelenks im Segment L 4–5. Degeneration der knorpeligen Gelenkfläche mit oberflächlichen Abschilferungen. Frustrane Proliferation der Knorpelzellen (männlich, 79 J., Vergrößerung × 100, Färbung HE).
d Kapselnahe dorsale Gelenkanteile im Sagittalschnitt. Texturstörung mit Fissuren und Rißbildung in den zentralen Abschnitten der Gelenkfläche (Segment L 3–4, männlich, 79 J., Vergrößerung × 100)

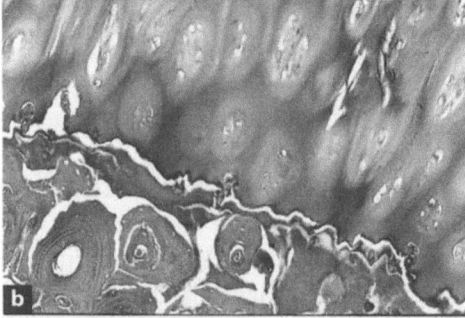
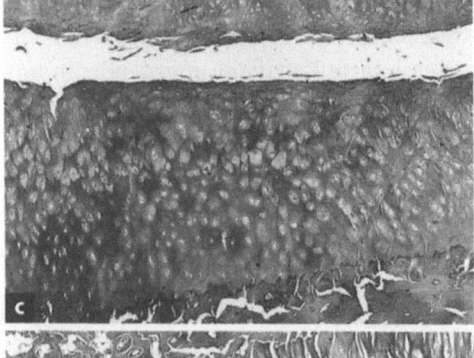
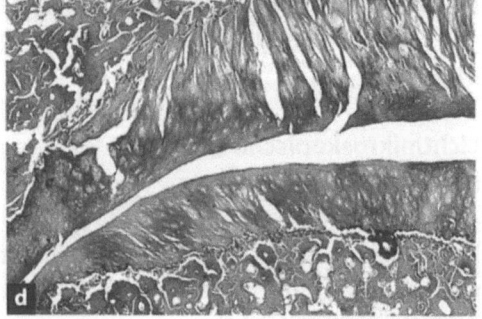

Durch die Histologie können die Strukturveränderungen der Knorpelzonen und der angrenzenden knöchernen Kompartimente qualifiziert werden.

Abbildung 41 zeigt das Spektrum der Facettengelenksveränderungen. An den sagittalen Schnitten der Facettengelenke unterschiedlicher Bewegungssegmente finden sich charakteristische Veränderungen im Bereich der hyalinen Knorpelschichten und der angrenzenden subchondralen Knochentrabekel.

In fortgeschrittenen Stadien kommen überwiegend vertikale Fissuren in der Knorpelmatrix vor, welche die Knorpelzonen komplett durchsetzten (Abb. 41d). Daneben lassen sich gehäuft oberflächliche Abschilferungen an den Gelenkflächen feststellen, welche sich im Zwischengelenkspalt ansammeln (Abb. 41c). Diese Abschilferungen treten in den initialen Stadien der *Spondylarthrose* in Erscheinung.

Bei den Veränderungen der knorpeligen Gelenkflächen sind zudem regelmäßig Proliferationen von hyalinen Knorpelzellen festzustellen. Dabei gehen diese überwiegend von den basalen Zellschichten aus. Ein regelrechter Aufbau der Knorpelschicht ist nicht mehr zu erkennen. Die charakteristische Morphologie ist durch eine Ansammlung von mehreren Zellen in *Brutkapseln* gekennzeichnet (Abb. 41a u. b). Die Chondrozyten sind geschwollen und vakuolisiert.

Mit der anhaltenden Verringerung der Gelenkfläche verändert sich die Beanspruchung der angrenzenden Knochenstrukturen. Es kommt fast immer zu einer Osteosklerose (Abb. 41a).

Dabei zeigt sich eine deutliche Kondensation der Knochenlamellen, die Lakunen sind optisch leer. Zusätzlich können fibröse Bindegewebeansammlungen in den angrenzenden Markräumen bei degenerativer *Myelofibrose* beobachtet werden.

Rasterelektronenmikroskopische Befunde

Zum Vergleich mit den lichtmikroskopischen Befunde wurde ein Präparat rasterelektronenmikroskopisch untersucht. Dabei sind die Veränderungen im Bereich der knorpeligen Gelenkflächen und der angrenzenden Knochenstrukturen von besonderem Interesse.

Wie schon bei den lichtmikroskopischen Untersuchungen zu erkennen ist, können auch bei den rasterelektronenmikroskopischen Untersuchungen die eigentümlichen Proliferationszonen der Chondrozyten in den verschiedenen Knorpelschichten dargestellt werden (Abb. 42a–c).

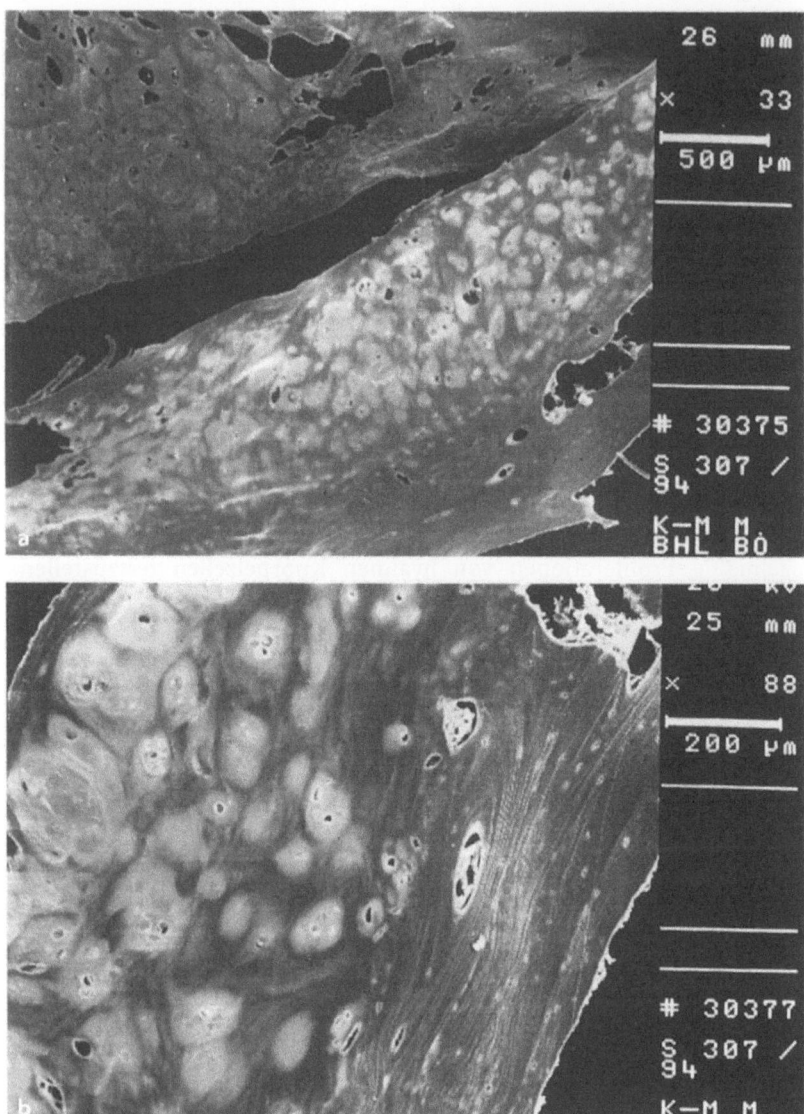

Abb. 42. a Darstellung eines isolierten Facettengelenks in der Rasterelektronenmikroskopie, Segment L 3–4. Gelenkspalt mit angrenzender knorpeliger Gelenkfläche. Strukturunregelmäßigkeit der hyalinen Knorpelzonen mit zahlreichen „*Brutkapseln*" (männlich, 84 J., Vergrößerung × 82). **b** Ausschnittvergrößerung des Präparates mit Darstellung der Knorpel-Knochengrenze. Proliferationszonen der Knorpelzellen in allen Schichten der Gelenkfläche. Angrenzende subchondrale Knochenbälkchen mit „*Havers'schen Kanälen*" (männlich, 84 J., Vergrößerung × 220)

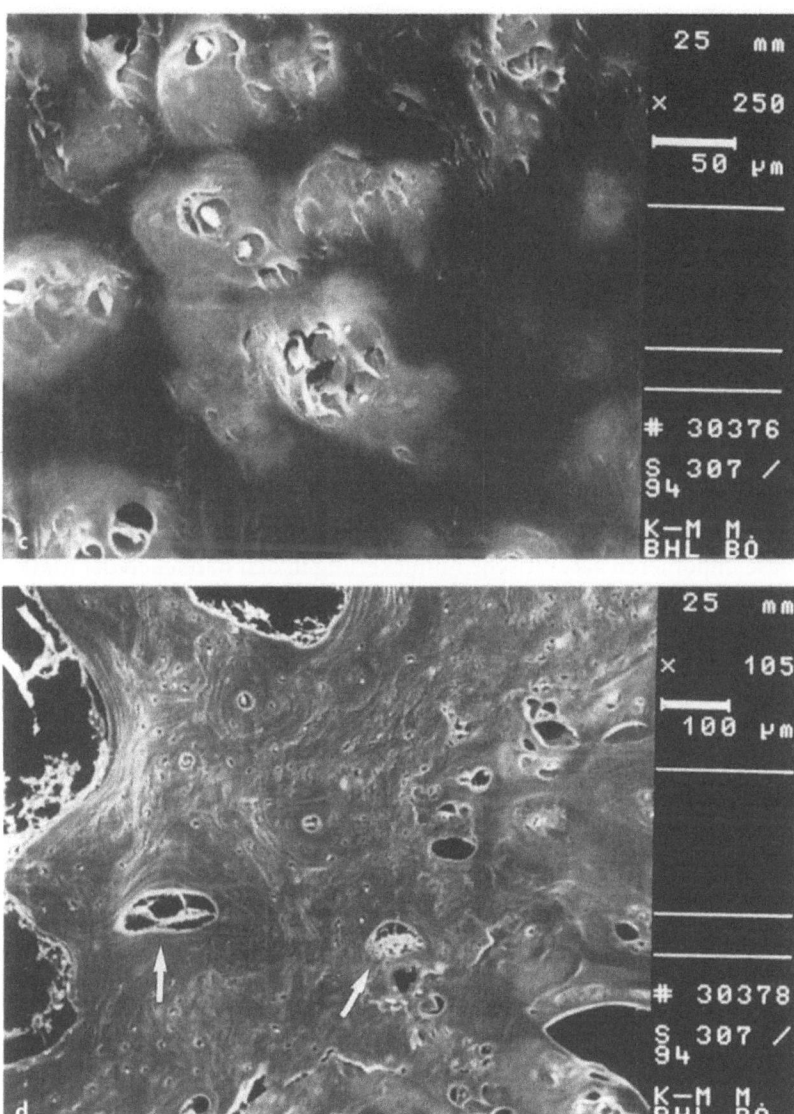

Abb. 42. c Ausschnittvergrößerung der Knorpelschicht mit disseminierten „*Brutkapseln*". Frustrane Reparationsversuche mit Proliferation der Chondrozyten ausgehend von den basalen Zellschichten (männlich, 84 J., Vergrößerung × 625).
d Darstellung der subchondralen Knochenbälkchen eines isolierten Facettengelenkes in der Rasterelektronenmikroskopie. System der „*Havers'schen Kanäle*" in den kondensierten Knochenlamellen. Vereinzelte Resorptionszysten in den Trabekeln (Pfeile) (männlich, 84 J., Vergrößerung × 262)

Die Chondrozyten liegen überwiegend in zusammengelagerten Zellhaufen vor, die durch ihren hellen Knorpelhof gekennzeichnet sind. Diese *Cluster-Bildung* ist ein charakteristisches Zeichen für fortgeschrittene degenerative Prozesse im Bereich des hyalinen Gelenkknorpels (Abb. 42c).

Im Rahmen der Veränderungen an den knorpeligen Gelenkstrukturen sind auch Strukturunregelmäßigkeiten in den angrenzenden knöchernen Kompartimenten zu belegen. Durch die Rarefizierung der Knorpelzonen ändern sich die physiologischen Druckverhältnisse in den Zwischenwirbelgelenken. Da die natürliche Funktion der Gelenkflächen durch den degenerativen Substanzverlust verändert ist, kommt es zu einer höheren Belastung der subchondralen Trabekelzonen der Gelenkfortsätze.

Als knöcherne Reaktion der Arthrose können neben einer subchondralen Sklerosierung, d. h. Verdichtung der Knochenlamelle, an einigen Stellen auch Resorptionszonen von Matrixstrukturen gefunden werden. Diese imponieren als zystische Auflockerung in den Bereichen der Markraumtrabekel (Abb. 42d).

Degenerative Wirbelsäulenveränderungen im Computertomogramm

Grundlagen der CT-Diagnostik der Wirbelsäule

Mit der Computertomographie besteht eine Möglichkeit, degenerative Wirbelsäulenveränderungen in der Transversalebene zuverlässig zu erfassen. Besonders die Möglichkeit zur Diagnostik von raumfordernden Prozessen im Bereich des Wirbelkanals ist bei der nichtinvasiven Untersuchung der Computertomographie von Vorteil.

Durch die Art der Bilderzeugung sind außerdem die Veränderungen im Bereich der Wirbelgelenke gut darzustellen. Durch eine Variierung der Schichtdicke können Überlagerungsphänomene weitgehend eliminiert werden.

Auch die Diagnostik der degenerativ veränderten Bandscheiben hat durch die Einführung der Computertomographie weitere Fortschritte erzielt. Es lassen sich in der transversalen Ebene neben Verkalkungen auch intradiskale Gaseinschlüsse diagnostizieren. Auch sind die knöchernen Veränderungen an den Randleisten und Deckplatten der Wirbelkörper in der Regel gut dargestellt.

Computertomographie der Zwischenwirbelscheibe

Die Darstellung der degenerativen Veränderungen der Bandscheiben in der CT ist auf Grund der Dichteunterschiede des Weichteilgewebes möglich. Eine exakte Beurteilung der Höhenabnahme ist jedoch in der Transversalschicht nicht möglich. Initiale Veränderungen bei der reinen

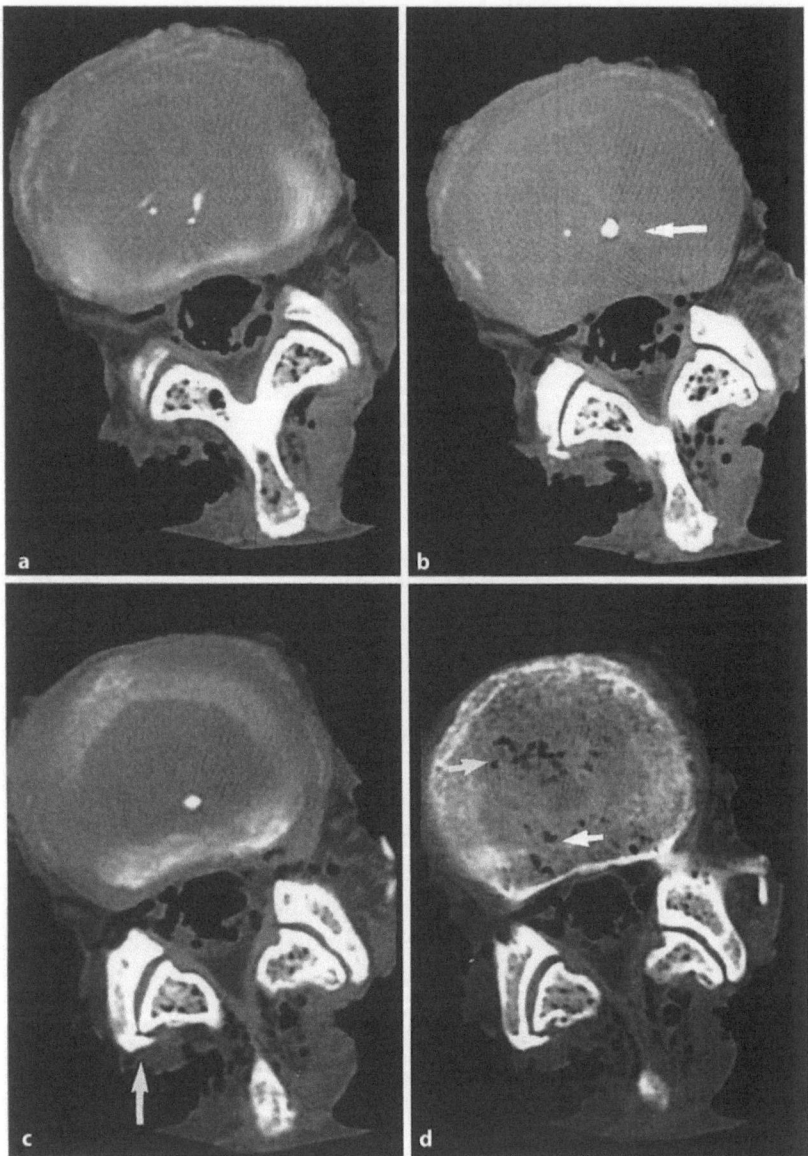

Abb. 43a–d. Computertomographische Darstellung eines isolierten Lendenwirbel-Bandscheibenpräparates bei Chondrokalzinose, transversale Schichtaufnahmen des Intervertebralraumes L 2–3 mit angrenzendem Deckplattenbereich von LWK 3 (männlich, 67 J.). **a–c** Intradiskale Kalzifikationen bei Chondrokalzinose (Pfeil). Kombinationsbefund der fortgeschrittenen Facettengelenksarthrose mit Verschmälerung des Gelenkspaltes und reaktiver Sklerose der subchondralen Gelenkflächen. Osteophytenbildung an einem Gelenkfortsatz (Pfeil). **d** Deckplattenbereich des LWK 3. Aufgelockerte Markraumtrabekel bei allgemeiner Osteoporose (Pfeile)

Chondrose, die sich nur durch eine Höhenabnahme auszeichnen, werden nicht erfaßt.

In fortgeschrittenen Stadien der Chondrose mit Sekundärveränderungen des Bandscheibengewebes zeigt die CT gegenüber der konventionellen Tomographie deutliche Vorteile.

Fremdgewebseinlagerungen der Zwischenwirbelscheiben

Die Darstellung der intervertebralen Veränderungen ist in den transversalen Schichtaufnahmen gut möglich. Zur genauen Lokalisation und topographischen Zuordnung der Befunde dient das Übersichtstopogramm im seitlichen Strahlengang zu Beginn jeder Untersuchung

Durch die Dichteunterschiede zwischen den Anteilen der Weichteilgewebe und den kristallinen Substanzen bei intervertebraler Chondrokalzinose können diese Areale in der Computertomographie zuverlässig erfaßt werden.

Bei den durchgeführten computertomographischen Untersuchungen an insgesamt zehn isolierten LWS-Präparaten finden sich in drei Fällen Befunde einer intradiskalen Kalzifikation. Dabei sind überwiegend die zentralen Anteile der Bandscheibe betroffen (Abb. 43). Hier sind hyperdense Formationen mit einer verringerten Strahlentranparenz im Bereich des Gallertkerns zu erkennen.

Intradiskale Gaseinschlüsse – Vakuumphänomen

Gaseinschlüsse in degenerativ veränderten Bandscheiben sind in dem Untersuchungsgut in fünf Fällen vorhanden. Bei der computertomographischen Darstellung grenzen sich diese Areale durch ihre Dichteunterschiede von dem umliegenden Gewebe ab.

In dem untersuchten Präparat einer isolierten Lendenwirbelsäule zeigt sich das Gas in teils konfluierenden und teils isolierten Blasen in den zentralen Bandscheibenabschnitten. Das Gas hat nahezu die gleichen Dichtewerte *(HU = Hounsfield Unit)* wie die umgebene atmosphärische Luft. Diese Areale mit geringer Strahlenabsorption stellen sich in der Bildrekonstruktion schwarz dar (Abb. 44).

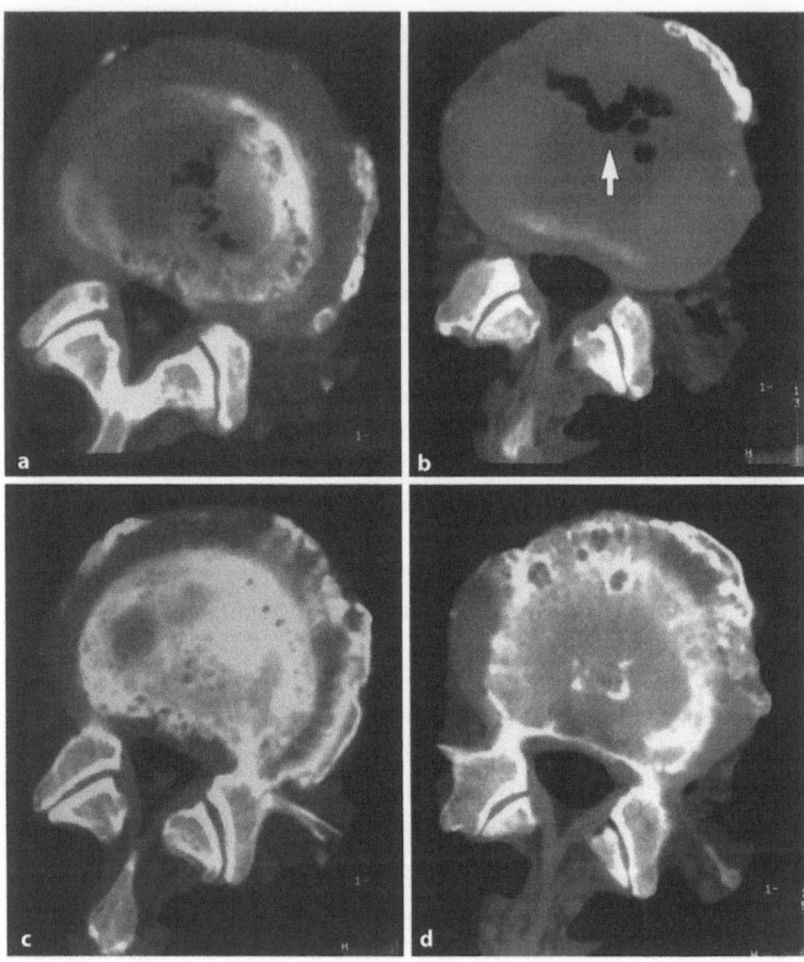

Abb. 44a–d. Darstellung eines isolierten Lendenwirbel-Bandscheibenpräparates in der Computertomographie mit intradiskalen Gaseinschlüssen. Transversale Schichtaufnahmen im Bereich des Intervertebralraumes L 3–4, Deckplattenbereich und Markraum von LWK 4 (männlich, 62 J.). **a,b** Darstellung von intradiskalen Gaseinschlüssen, radiologisch als *„Vakuumphänomen"* bezeichnet (Pfeil). Ventraler Osteophyt, Facettengelenksarthrose. **c,d** Kombinationsbefund mit Deckplattensklerose und Verdichtung der Knochenstruktur in den zentralen Wirbelanteilen. Strukturinhomogenität der gesamten Wirbelkörperrandleiste bei Spondylose

Computertomographie der Wirbelkörper

In den Querschnittsbildern sind die Grundform des Wirbelkörpers erkennbar sowie dessen Struktur und seine Deviation bei degenerativen Prozessen beurteilbar.

Der normal angelegte Lendenwirbelkörper weist ein gleichmäßig konfiguriertes Schnittbild auf, dabei liegt der größte Querdurchmesser in der Frontalebene. Die Randkonturen sind glatt, die Spongiosazeichnung der Markräume ist bei normalem Kalksalzgehalt regelrecht. Auch die knöchernen Begrenzungen des Wirbelkanals sind glattrandig.

Spondylosis deformans

Bei den Veränderungen der Spondylose mit ihren eigentümlichen Randzacken sind in den Transversalaufnahmen die Wirbelkörperkonturen in unterschiedlichem Ausmaß verändert.

Abbildung 45 zeigt osteophytäre Ausziehungen mit unregelmäßigen Knochenappositionen, die überwiegend unilateral ausgeprägt sind. Dabei sind auch Anteile der hinteren Umrandung des Wirbelkörpers beteiligt, was hier zu einer Einengung des Neuroforamens geführt hat.

Ein anderes Verteilungsmuster mit überwiegend ventralen Knochenappositionen ist in Abb. 46 dargestellt. Dabei finden sich Spondylophyten zu beiden Seiten der Insertionsstellen des vorderen Längsbandes. Als Kombinationsbefund liegen hier noch reaktive knöcherne Veränderungen im Deckplattenbereich und der kleinen Wirbelgelenke vor.

Bei den Untersuchungen der isolierten LWS- Präparaten finden sich ausschließlich ventro-lateral lokalisierte Osteophyten. Eine Darstellung von dorsalen Spondylophyten im Sinne einer Retrospondylose findet sich hingegen nicht.

Deckplatteneinbrüche – Schmorl'sche Knötchen

Die bei den Untersuchungen festgestellten Deckplatteneinbrüche lassen sich auch zuverlässig in den transversalen Schichtaufnahmen der Computertomographie erfassen.

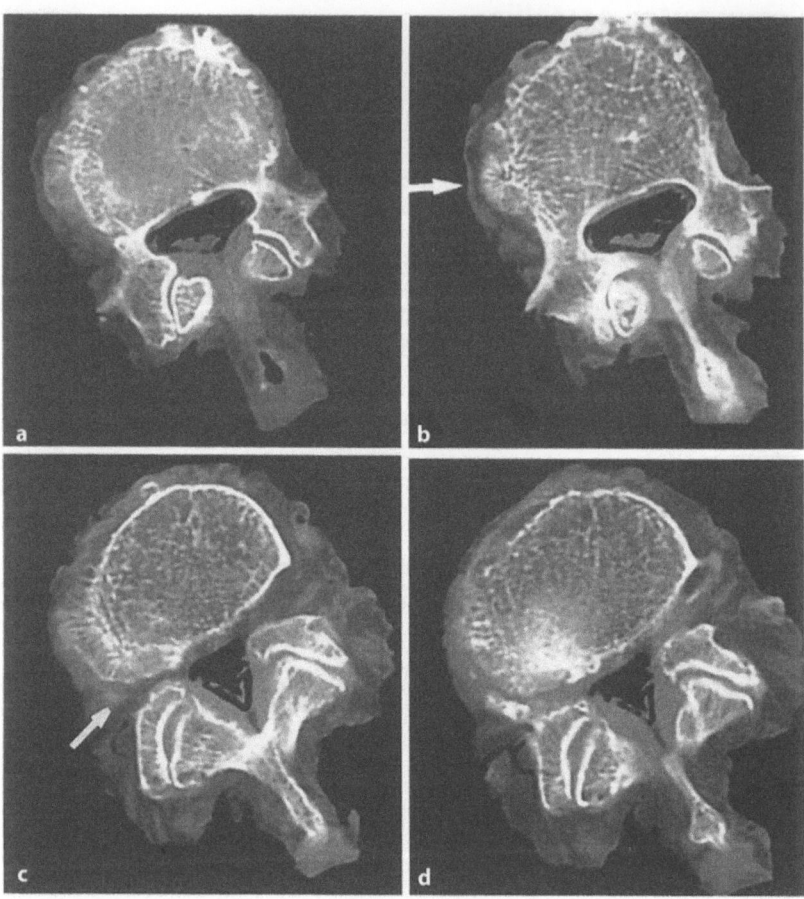

Abb. 45a–d. Darstellung von isolierten Lendenwirbelpräparaten in der Computertomographie bei Spondylosis deformans, transversale Schichtaufnahmen durch die Wirbelkörper L 4 und 5 (männlich, 73 J.). **a,b** Sklerose und Randosteophytose der Wirbelkörperrandleiste von LWK 4 (Pfeil). Rarefizierung der Trabekelstruktur im Wirbelkörpermarkraum bei fortgeschrittener Osteoporose. **c,d** Ausgeprägte Randkantenausziehungen im dorso-lateralen Wirbelkörperbereich, Einengung des Neuroforamens (Pfeil). Kombinationsbefund der fortgeschrittenen Facettengelenksarthrose in diesem Bewegungssegment

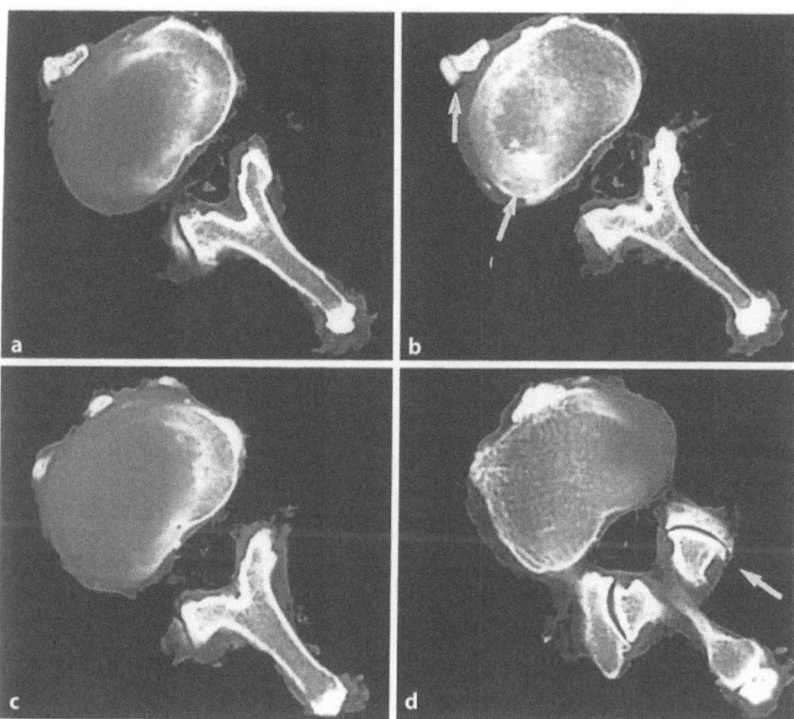

Abb. 46a–d. Computertomographische Darstellung von verschiedenen Schnitten eines isolierten Lendenwirbelkörpers bei ausgeprägter Spondylose, Transversalschnitte durch den Grund- und Deckplattenbereich von LWK 3 und 4 (männlich, 72 J.). **a,b** Osteophytäre Ausziehungen an der Ventralfläche von LWK 3 (Pfeil). Sklerose der Deckplatte (Pfeil). **c,d** Osteophytäre Ausziehungen im Bereich des vorderen Längsbandes von LWK 4, Facettengelenksarthrose mit Verschmälerung des Gelenkspaltes und subchondraler Sklerose des Gelenkknochens (Pfeil)

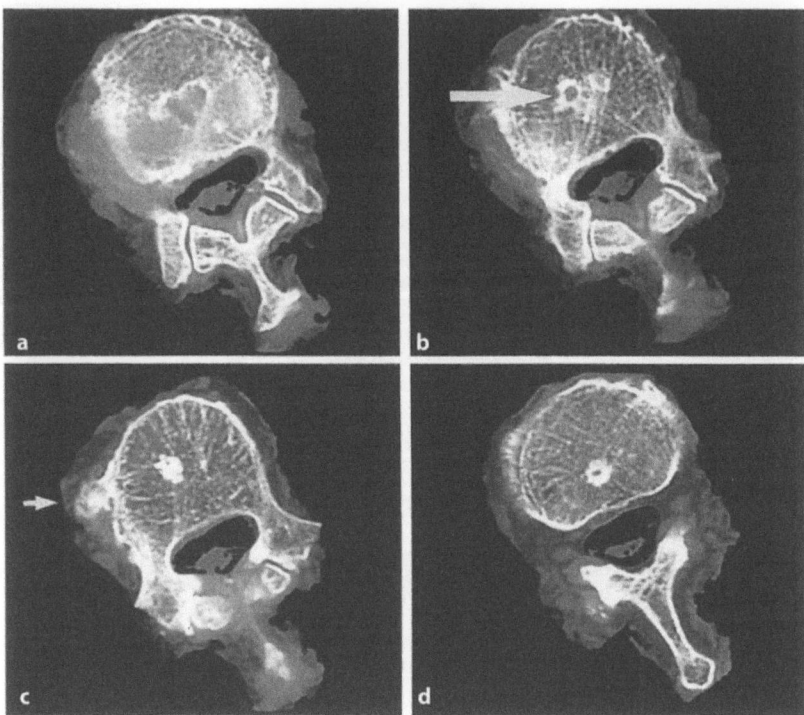

Abb. 47a–d. Computertomographische Darstellung eines isolierten Lendenwirbelkörpers mit Deckplatteneinbruch, transversale Schichtaufnahmen durch LWK 3 (männlich, 73 J.). Darstellung des Deckplatteneinbruchs in den zentralen Anteilen des Wirbelkörpers, konsolidiertes Schmorl'sches Knötchen mit reaktivem Sklerosesaum in Abbildung **b und d** (Pfeil). Aufgelockerte Trabekelstruktur des Markraumes bei fortgeschrittener Osteoporose in allen Aufnahmen. In **c** zusätzliche knöcherne Randkantenausziehung der Wirbelkörperrandleiste bei Kombinationsbefund der Spondylose (Pfeil)

Abbildung 47 zeigt den Befund einer Deckplatteninfraktion im Bereich eines LWK. Die Spongiosastruktur des Markraums erscheint hier aufgelockert, was mit dem Befund einer Osteoporose vereinbar ist. In den zentralen Anteilen erkennt man den deutlichen lochartigen Defekt, der durch einen sklerotischen Randsaum demaskiert ist.

Der Deckplatteneinbruch liegt ungefähr in der Region, in der entwicklungsgeschichtlich die Chorda dorsalis lokalisiert war. Naturgemäß liegt somit hier eine Schwachstelle des Deckplattenbereiches vor, die für die Herniation von Bandscheibengewebe prädisponiert ist.

Computertomographie
der Zwischenwirbelgelenke

Durch die Variation der Schichtdicke der Aufnahmen ist eine exakte Darstellung der kleinen Wirbelgelenke möglich. Im Gegensatz zu den konventionellen Aufnahmen entfallen hier weitgehend radiologische Summationseffekte.

Die Darstellung der Gelenkfacetten ist in der Computertomographie nahezu ideal, da die Gelenkflächen beinahe senkrecht zu den Schichtebenen verlaufen.

Die Gelenkgeometrie variiert in den unterschiedlichen Segmenten der Lendenwirbelsäule. Normalerweise haben die Gelenkflächen in den ventralen Anteilen einen gebogenen Verlauf, in den dorsalen Anteilen hingegen besteht eine sagittale Ausrichtung.

Spondylarthrose

Da die kleinen Wirbelgelenke die gleichen Strukturen wie andere Diarthrosen aufweisen, sind die pathologischen Veränderungen ganz ähnlich.

Folgende Veränderungen sind im Computertomogramm sichtbar:
- Osteophytenbildung. Darunter versteht man Knochensporne aus homogenem, dichtem Knochen ohne Spongiosa, die vom Gelenkrand ausgehen.
- Hypertrophie der Gelenkfortsätze. Man versteht darunter eine diffuse Vergrößerung eines Gelenkfortsatzes bei weitgehend erhaltener Kortikalisstruktur.
- Gelenkspaltverschmälerung als Ausdruck des Knorpelschwundes.
- Subchondrale Sklerosierung. Darunter ist die reaktive Kondensation des Knochens bei vermehrter biomechanischer Belastung zu verstehen.

In dem untersuchten Fall sind alle Befunde in unterschiedlicher Ausprägung vorhanden.

Abbildung 48 zeigt wesentliche Befunde der Spondylarthrose an einem isolierten Präparat. Besonders die ausgeprägte Hypertrophie der Gelenkfortsätze ist hier der wesentliche Befund.

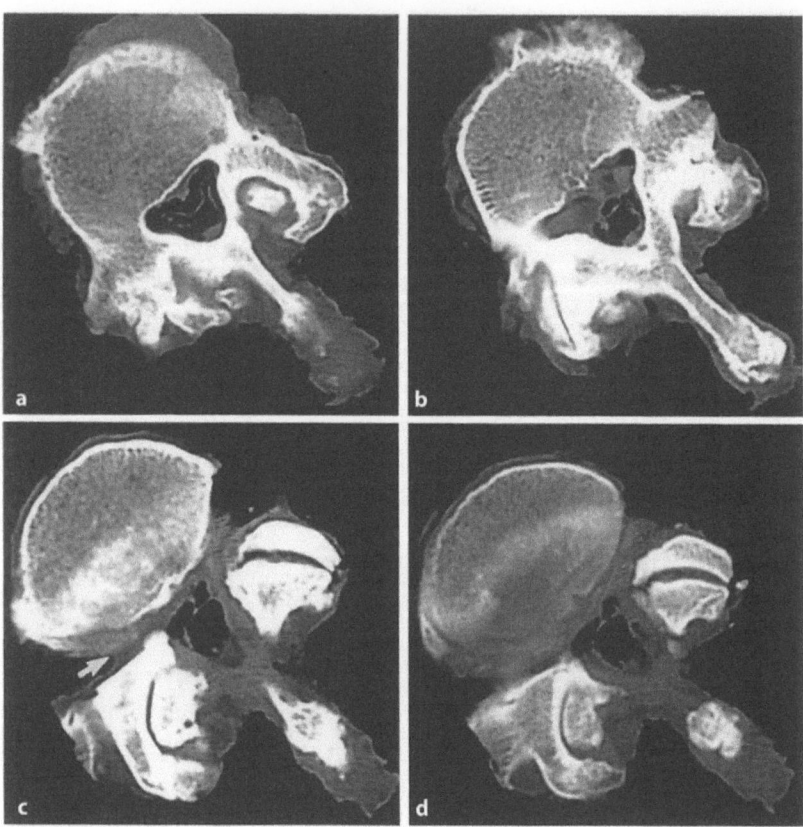

Abb. 48a–d. Computertomographische Darstellung verschiedener Schnittebenen eines isolierten Lendenwirbelkörpers bei schwergradiger Spondylarthrose, Transversalschnitte durch LWK 5 (männlich, 72 J.). **a,b** Unregelmäßige Randbegrenzung, Sklerose der Endplatten. Osteophytäre Knochenausziehungen in den ventralen und lateralen Wirbelkörperanteilen. Knöcherne Ausziehungen an den Gelenkfortsätzen. **c,d** Hochgradige Facettengelenksarthrose, konzentrische Umformung der Gelenkflächen. Einengung des knöchernen Spinalkanals und des Neuroforamens bei ausgeprägter Hypertrophie der Gelenkfortsätze (Pfeil)

Degenerative Spinalkanalstenose

Durch die Gelenkveränderungen mit den knöchernen Umbauprozessen kann es zu einer deutlichen Einengung des Spinalkanals und der benachbarten Neuroforamina kommen. Dies kann dann eine entsprechende neurologische Symptomatik auslösen.

Neben den knöchernen Veränderungen spielen bei der Entstehung der Spinalkanalstenose auch die Veränderungen an den Kapsel- und Bandstrukturen eine Rolle, wie schon vorher beschrieben.

Rekonstruktion von Schichtbildern: 3-D Computertomographie

Bei unseren Untersuchungen haben wir exemplarisch drei isolierte Lendenwirbelsäulen mit dem Verfahren der 3-D Computertomographie untersucht

In Abb. 49 sind die Befunde einer initialen Spondylose dargestellt. In dem betroffenen Segment fallen die verplumpten Randleisten der benachbarten Wirbelkörper auf. Diese Strukturanomalität ist an der gesamten Umrandung der Wirbelkörper festzustellen. Die knöchernen Begrenzungen der Neuroforamen und des Spinalkanals weisen hier keine Veränderungen auf.

Abbildung 50 und 51 zeigen zwei verschiedene LWS-Präparate mit ausgeprägten Befunden einer Spondylosis deformans. Da die Aufnahmen im *„Knochenfenster"* angefertigt wurden, stellt sich der Zwischenwirbelraum optisch leer dar.

In beiden Fällen liegen extreme Veränderungen der Wirbelkörperrandleisten vor. Es haben sich deutliche Spondylophyten an den ventralen Randkanten gebildet, die zu einer fast vollständigen Ankylose des Zwischenwirbelraumes geführt haben.

Auch die sekundären Veränderungen bei der Facettengelenksarthrose mit analogen Osteophyten sind mit diesem Verfahren festzustellen (Abb. 50b). Hier ist das Ausmaß der ossären Hypertrophie und der Stenosierung der Neuroforamen direkt beurteilbar.

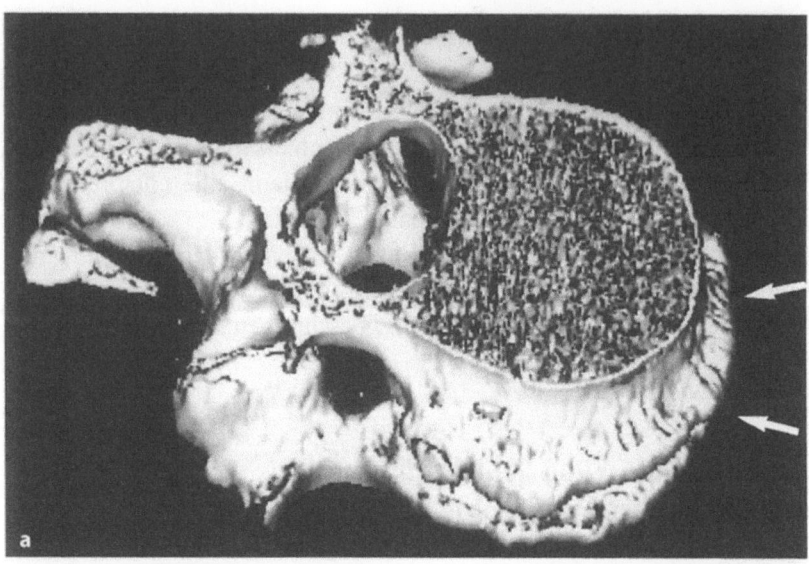

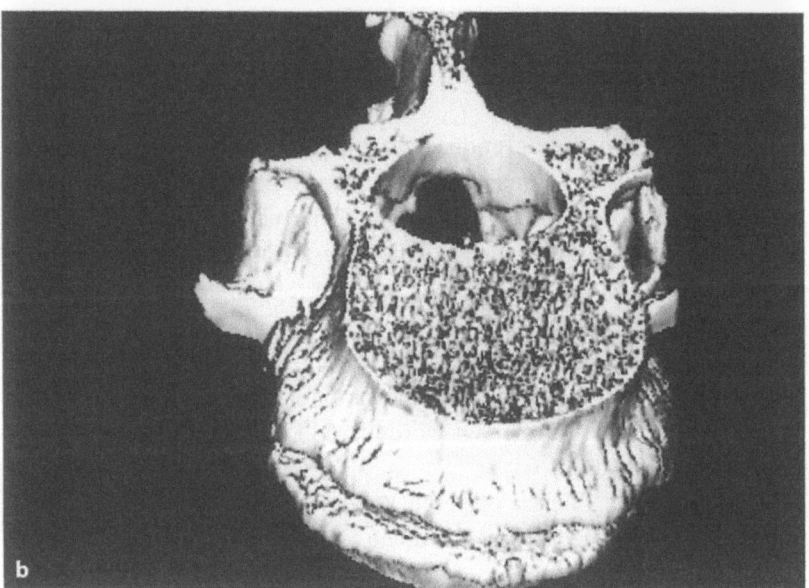

Abb. 49. a Darstellung eines isolierten LWS-Präparates in der 3-D Computertomographie, Ansicht von kranio-lateral. Blick in den Wirbelkanal, regelmäßige knöcherne Begrenzung des Wirbelbogens. Verplumpung der Randleisten in der gesamten Zirkumferenz des Wirbelkörpers bei initialer Spondylose (Pfeile) (männlich, 73 J., Vergrößerung × 1,5). **b** Darstellung eines isolierten LWS-Präparates in der 3-D Computertomographie, Segment L 2–3, Ansicht von ventro-kranial. Zirkuläre Randkantenvergröberung bei initialer Spondylose. Altersentsprechende Verhältnisse des Wirbelmarkraumes (männlich, 73 J., Vergrößerung × 1,5)

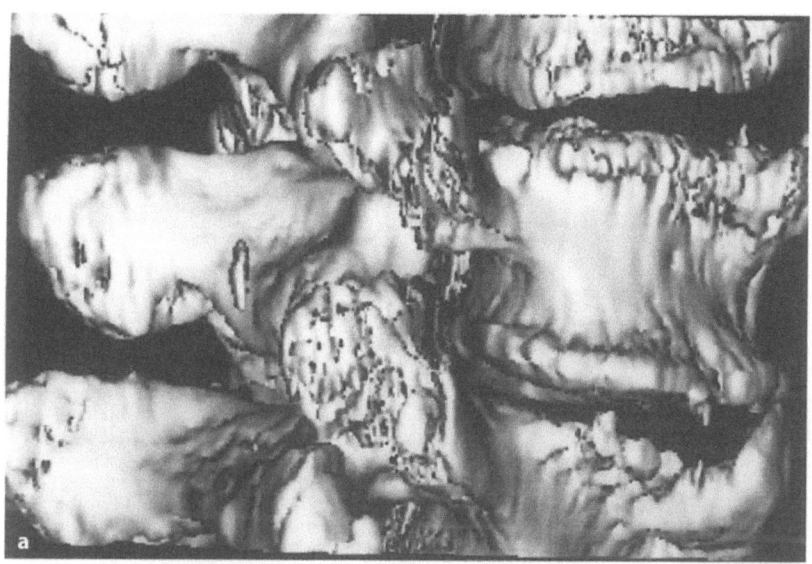

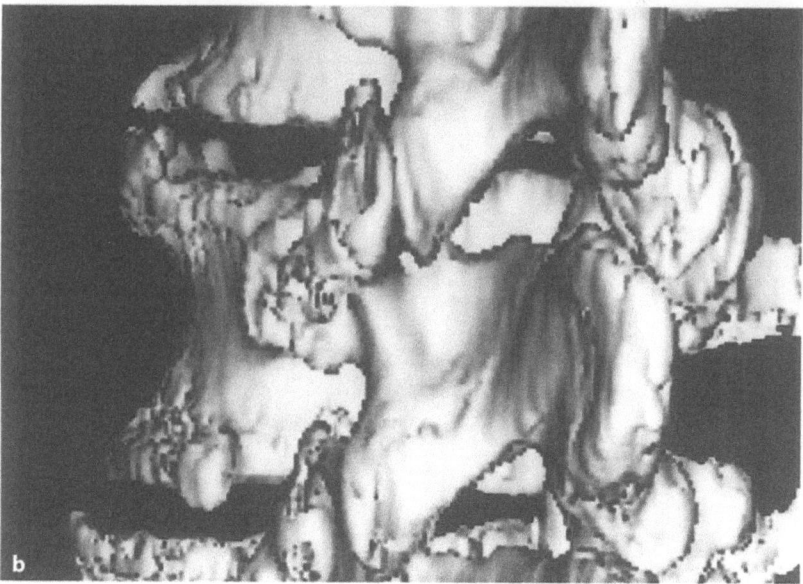

Abb. 50. a Darstellung eines isolierten LWS-Präparates in der 3-D Computertomographie, Segment L 3–5, Ansicht von lateral. Hypertrophierte Randleisten der Wirbelkörper, massive Spondylophytenbildung in den ventralen Anteilen der Wirbelkörper mit nahezu vollständiger Ankylose im Segment L 4–5 (männlich, 67 J., Vergrößerung × 1,5). **b** Darstellung eines isolierten LWS-Präparates in der 3-D Computertomographie, Ansicht von 45° dorsal, Segment L 2–4. Interartikularportion mit knöchernen Ausziehungen der Gelenkfacetten bei fortgeschrittener Spondylarthrose (männlich, 67 J., Vergrößerung × 2)

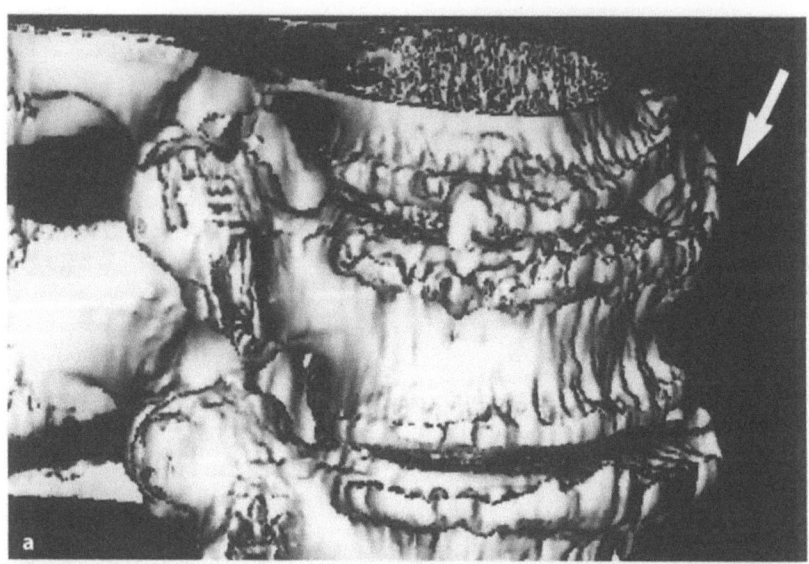
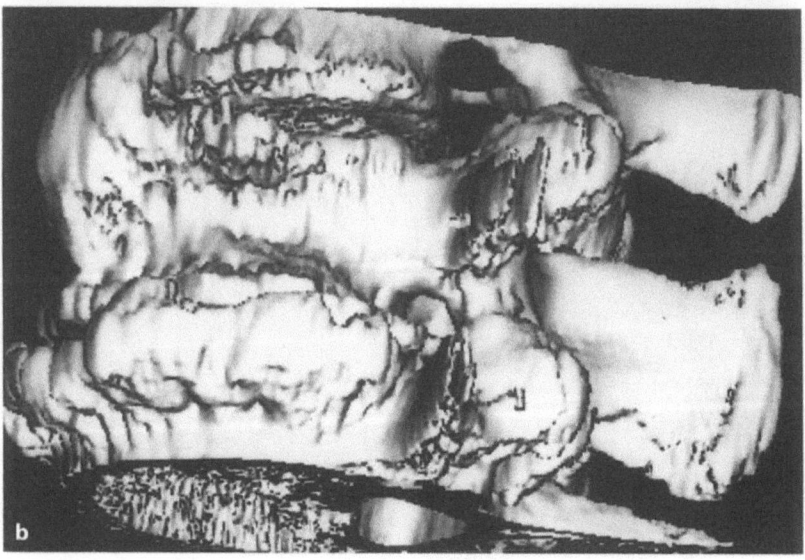

Abb. 51. a Darstellung eines isolierten LWS-Präparates in der 3-D Computertomographie, Segment L 3-5, Ansicht von lateral. Extreme Höhenminderung des Intervertebralraumes, nahezu zirkuläre Randkantenausziehungen der Wirbelrandleisten. Prominente Spondylophyten an den Wirbelkörpervorderflächen (Pfeil) (männlich, 62 J., Vergrößerung × 1,5). **b** Darstellung eines isolierten LWS-Präparates in der 3-D Computertomographie, Segment L 3-5, Ansicht von linkslateral. Spangenartige Spondylophyten im Verlauf des vorderen Längsbandes bei LWK 4. Subtotale Überbrückung des Intervertebralraumes (männlich, 62 J., Vergrößerung × 1,5)

Pathologisch-anatomische Ergebnisse und ihre klinische Korrelation

Pathologisch-anatomische Untersuchungen der Wirbelsäule ergeben wiederkehrende, charakteristische Bilder der unterschiedlichen Veränderungen und Schädigungsmuster an den degenerierten Kompartimenten der Wirbelsäule. Diese Aberrationen bilden Grundlage für klinische Symptome der variablen Gruppe der „*Wirbelsäulenleiden*". Je nach Veränderung können diese Symptome unterschiedlich ausfallen. Die vorliegende Arbeit dient der Korrelation von pathologisch-anatomischen und radiologischen Befunden des breiten Spektrums degenerativer Wirbelsäulenveränderungen.

Verschleiß des Zwischenwirbelgewebes

In jedem Bewegungssegment der Wirbelsäule hat die Zwischenwirbelscheibe einen bedeutenden Einfluß, weil sie der massenmäßig größte Bauteil ist. Veränderungen im Bandscheibengewebe wirken sich deshalb zunächst auf das betroffene Bewegungssegment aus, beeinflussen oft aber auch die Statik und Kinetik anderer Wirbelsäulenabschnitte. Jenseits des 30. Lebensjahres gibt es kaum mehr eine Wirbelsäule, bei der alle Zwischenwirbelscheiben noch anatomisch unverändert sind. Das Zwischenwirbelscheibengewebe erleidet so frühzeitig einsetzende Veränderungen wie kaum ein anderes Organ des menschlichen Körpers (Schmorl u. Junghans 1968). In der Regel sind hierbei jedoch klinische Ausfallserscheinungen noch nicht vorhanden. In manchen Fällen spielen Ursachen eine Rolle, die bereits in der Wirbelsäulenanlage oder der Entwicklung begründet sind.

Zahlenmäßig werden diese Anlagestörungen durch die Alterserscheinungen übertroffen, die das Bandscheibengewebe frühzeitig erleidet. Die Hauptursache der Bandscheibendegeneration ist in der frühzeitigen Alterung bradytropher Gewebe begründet (Krämer 1994).

Die Bandscheibendegeneration stellt also ein „physiologisches" Nachlassen der Gewebequalität dar. Im Hinblick auf die besonderen Verhältnisse der HWS spricht Töndury (1970) von der *„Lebenskurve"* des Bandscheibengewebes.

Über die pathophysiologischen und biochemischen Vorgänge bei diesen Veränderungen liegen zahlreiche Arbeiten vor. Nach den Untersuchungen von Töndury zeigen schon Bandscheiben im Kindesalter degenerative Veränderungen, was im Zusammenhang mit der Rückbildung nutritiver Gefäße zu sehen ist (Töndury 1955).

Nerlich weist auf die Bedeutung der unterschiedlichen Kollagentypen in verändertem Bandscheibengewebe hin. Dabei kann eine quantitative und qualitative Verschiebung der Subtypen in der Matrixstruktur mit degenerativen Veränderungen in kausalpathogenetischem Zusammenhang stehen (Nerlich et al. 1997 u. 1998).

Der Einfluß inflammatorischer Enzyme des Bandscheibengewebes auf die Entwicklung und Progredienz von Bandscheibenschäden ist von Franson untersucht worden. Seiner Ansicht nach spielt die enzymatische *Phospholipase A2* eine wichtige Rolle bei der Triggerung von bandscheibenbedingten Schmerzsymptomen (Franson et al. 1992). Die Phospholipase A2 kommt naturgemäß auch in geringer Konzentration im Bandscheibengewebe vor. Bei Texturstörungen mit konsekutiver Verlagerung des Bandscheibengewebes ändern sich die biochemisch-osmotischen Verhältnisse, wodurch Entzündungsprozesse durch Aktivierung der Enzymkaskade eingeleitet werden.

Andere Enzymsysteme wie die *Neutralen Proteinasen* und *Leukozytenelastasen* sind ebenfalls untersucht worden (Fujita u. Nakagawa 1993). Nach diesen Untersuchungen finden sich hohe Spiegel dieser Enzyme im Gallertkern und den Endplatten degenerierter Bandscheiben. Bislang ist jedoch unklar, ob diese Enzyme direkt in der Bandscheibe gebildet werden oder ob sie aus anderen Regionen stammen. Nachweislich besitzen diese Enzyme, die zu den Serinproteasen gerechnet werden, die Potenz zur Andauung der Matrixsubstanzen der Bandscheibe.

Untersuchungen zum Laktatspiegel, den pH-Werten im Bandscheibengewebe und ihren Wechselwirkungen auf den Zellumsatz und Metabolismus sind von Oshima u. Urban (1992) durchgeführt worden. Sie konnten zeigen, daß die Syntheserate von Proteoglykanen mit sinkendem pH-Wert im Diskusgewebe weiter abnahm.

KLINISCHE KORRELATION. Durch die Matrixveränderungen resultieren Texturstörungen des Bandscheibengewebes, wodurch eine Segmentlockerung herbeigeführt werden kann. Bei fortschreitenden Prozessen können Bandscheibenvorfälle resultieren. Neben den rein mechanischen Ursachen für die Schmerzentstehung müssen aber noch andere Irritationsmöglichkeiten in Betracht gezogen werden. Auch Änderungen der Gewebespannung, des pH-Wertes und der chemischen Zusammensetzung der Gewebeanteile können als kausalpathogenetischer Faktor in Frage kommen. Nach Untersuchungen von Nachemson stellten sich bei pH-Werten unter 7 entzündliche, ödematöse Reaktionen an den Nervenwurzeln von Patienten mit lumbalem Bandscheibenvorfall ein (Nachemson 1969).

Aufgrund biochemischer Untersuchungen von Mooney (1987) sind rein diskogene, d. h. von der Bandscheibe ausgehende Schmerzen möglich. Dabei können in dem Bandscheibengewebe gelöste saure Metabolite bei anhaltendem hydrostatischen Druck aus dem Bandscheibenraum gepreßt werden und entzündliche Reaktionen an den angrenzenden Nervenfasern hervorrufen.

Makroskopische Aspekte der Chondrose und Osteochondrose

Herausragende Merkmale der Chondrosis intervertebralis sind Wasserverlust und damit Abnahme der Zwischenwirbelhöhe (Schmorl u. Junghans 1968). Auch Krämer (1994) sieht in der Abnahme des Flüssigkeitsgehaltes ein charakteristisches Zeichen der Bandscheibendegeneration. Neben den veränderten Quelldrücken durch die „Austrocknungserscheinungen" sind Abnahme der Mukopolysaccharide und geänderte Kollagenzusammensetzung weitere kausalpathogenetische Faktoren bei der Entwicklung von Texturstörungen und Faserverwerfungen des Bandscheibengewebes.

Fissurale Chondropathie

Nach unseren Untersuchungen ist die fissurale Chondropathie charakterisiert durch Rißbildungen und Fissuren unterschiedlichen Ausmaßes im Bereich der Gallertkerne und Faserringe. Insofern decken sich diese Ergebnisse mit den grundlegenden Untersuchungen anderer

Autoren (Buckwalter 1995, Coventry et al. 1945, Dahmen 1963, Harris u. MacNab 1954). Diese pathologisch-anatomischen Veränderungen im Rahmen der Bandscheibendegeneration führen allgemein zu einer Bandscheibenlockerung. Schmorl und Junghans bezeichnen diesen Zustand als *Instabilitas intervertebralis*. Darunter werden Erscheinungen zusammengefaßt, welche auf zunehmende Wasserverarmung der Grundsubstanz und Elastizitätsverluste der Fasern zurückzuführen sind.

KLINISCHE KORRELATION. Im Zusammenhang damit treten Insuffizienzerscheinungen der lumbalen Rückenmuskulatur mit Verspannungen und Myalgien auf. Fehlbeanspruchungen der kleinen Wirbelgelenke durch die Volumenschwankungen können arthrogene Beschwerden verursachen.

RADIOLOGISCHE BEFUNDE. Ausgedehnte Rißbildungen im Bandscheibengewebe sind im Röntgenogramm als Veränderungen im Sinne des *„Vakuumphänomens"* auszumachen. Hierbei handelt es sich um intradiskale Gaseinschlüsse, die sich als unregelmäßige Aufhellungen in meist horizontaler Anordnung belegen lassen. Gaschromatographischen Untersuchungen zufolge handelt es sich bei dem Gas überwiegend um Nitrogen (Ford 1977). Auch andere Autoren beobachteten die Veränderungen im Zusammenhang mit degenerativen Bandscheibenveränderungen (Knutsson 1942, Marr 1953, Raines 1953). Nach unseren Untersuchungen sind die Rißbildungen auch radiologisch gut zu erfassen, was den Untersuchungen von Resnick (1981) entspricht. Bei früheren Untersuchungen kamen Böhmig und Prevot noch zu dem Schluß, daß selbst größere Rißbildungen nicht sicher zu diagnostizieren seien. Offenbar war nach dem damaligen Stand der Röntgentechnologie eine exakte Beurteilung der intradiskalen Veränderungen nur eingeschränkt möglich. Andererseits können hierfür Überlagerungsphänomene verantwortlich sein, so daß die Verschattungsmuster auf Übersichtsaufnahmen nicht gut zur Darstellung kommen.

COMPUTERTOMOGRAPHISCHE BEFUNDE. Gaseinlagerungen im intradiskalen Gewebe sind häufig zu beobachten (Fries 1982, Gulati u. Weinstein 1980, Larde 1982, Orrison u. Lilleas 1982). Das unter Druck stehende Diskusgewebe kann eine gewisse Menge Gas in gelöster Form aufnehmen. Bei nachlassendem Druck kann sich dieses verflüchtigen und als freies Gas in Erscheinung treten. Nach unseren Ergebnissen paßt sich das Gas den vorgegebenen Hohlräumen der Bandscheibenfissuren an, wo es als blasige Formationen erscheint. Yoshida (1997) beschreibt drei Fälle von lumbaler Nervenwurzelkompression durch epidurale Gasansammlungen, die wohl im Rahmen von Bandscheibendislokation dorthin verlagert wurden .

Diskolorationen

Verfärbungen des Bandscheibengewebes waren in dem Untersuchungsgut häufig vorhanden. Dabei fanden sich gelbe und braune Verfärbungen unterschiedlichen Ausmaßes im Bandscheibengewebe. Schmorl u. Junghans (1968) sprechen von einer „*Braunen Degeneration*" die nach ihren Untersuchungen durch einen Farbstoff verursacht wird, der nicht mit dem Blutfarbstoff zusammenhängt. Auch Güntz (1941) konnte keine Eisenreaktion nachweisen.

Die Untersuchungen von Harris u. MacNab (1954) haben jedoch ergeben, daß die bräunlichen Verfärbungen von Blutpigmenten herrühren, die nach Einblutungen in das Bandscheibengewebe dort abgelagert werden. Auch in einigen Fällen unseres Untersuchungsgutes konnten wir paravasale Hämosiderinpigmentablagerungen im Faserringgewebe feststellen. Insofern ist tatsächlich ein Zusammenhang der Verfärbungen des Bandscheibengewebes mit Einblutungen zu diskutieren. Ein besonderer Krankheitswert ist den Farbveränderungen jedoch nicht beizumessen (Krämer 1994). Bei den Veränderungen handelt es sich auch nicht um Artefakte im Rahmen der Präparation, da die Farbabweichungen auch am frischen Material nachzuweisen war. Andere Autoren vermuten eine Alterung des Matrixkollagens mit vermehrter Einlagerung von Glykogen, welches für die gelbe Verfärbung verantwortlich sein soll (Frymore u. Moskowitz 1991).

Fremdsubstanzen

Verkalkungen entstehen in bradytrophen Geweben durch die Auskristallisation von Kalksalzen. In der Bandscheibe finden sie sich im Bereich des Gallertkerns und des Faserringes. In unserem Untersuchungsgut findet sich eine disseminierte Beteiligung des Bandscheibengewebes ohne eine bestimmte bevorzugte Region in insgesamt neun Fällen. Dabei ließ sich anamnestisch ein Zusammenhang mit einer Stoffwechselkrankheit wie z. B. einer Gicht ausschließen.

Die ersten Beschreibungen dieser Veränderungen stammen von Luschka aus dem Jahre 1856, wo er die Chondrokalzinose der Zwischenwirbelscheiben beschrieb. Arbeiten zur Pathogenese stammen u. a. von Fisseler-Eckhoff, Königs u. Müller (1989). Ätiologisch wird dabei ein Defekt des zellulären Pyrophosphatstoffwechsels vermutet. Offenbar besteht ein Mißverhältnis zwischen dem Anfall von Pyrophosphat durch geschädigte Knorpelfaserzellen und der enzymatischen Aktivität der Pyrophosphatase.

KLINISCHE KORRELATION. Die Ablagerung von kristallinen Substanzen in den Bandscheiben hat keinen eigenen Krankheitswert, es handelt sich dabei um einen physiologischen Alterungseffekt des Gewebes. Lediglich bei der Verlagerung von Bandscheibengewebe im Rahmen eines Vorfalls kann eine klinische Symptomatik resultieren. Eine Beteiligung der kleinen Wirbelgelenke kann zu einer ausgesprochen schweren Symptomatik führen. Omura et al. beschreiben einen Fall von zervikaler Myelopathie durch Kalzifizierung der Gelenkkapseln zervikaler Facettengelenke (1996). Die Pyrophosphatablagerung im Bereich des Lig. flavum kann zu lumbaler Spinalkanalstenose führen, wie Markiewitz et al. (1996) beschreiben.

RADIOLOGISCHE BEFUNDE. Intradiskale Verkalkungen sind häufig mit einer gleichzeitigen Höhenabnahme des Intervertebralraumes vergesellschaftet. Diese Höhenabnahme ist ein indirektes Zeichen für degenerative Prozesse des Bandscheibengewebes. Frühveränderungen sind nicht direkt sichtbar, da der Zwischenwirbelraum gewöhnlich strahlentransparent ist. Verkalkungen sind in Seitaufnahmen als Verschattungen zu erkennen.

Nach unseren Untersuchungen liegt eine gute Übereinstimmung von makroskopisch sichtbaren Kalzifizierungsherden und radiologischen Befunden vor. Dabei findet sich ein uneinheitliches Verteilungsmuster, wobei die Kalzifizierungsherde im Bereich des Anulus fibrosus und im Nucleus pulposus auftreten können. Dies entspricht auch den Beobachtungen anderer Autoren (Ellman 1975, Mohr 1979, Resnick 1984, Resnick 1985).

Differentialdiagnostisch sind diese degenerativen Veränderungen von denjenigen abzugrenzen, die mit systemischen Grundleiden vergesellschaftet sind. So finden sich derartige Kalzifizierungen bei Formen der Alkaptonurie, Hämochromatose und der Pseudogicht, die sich ebenfalls durch Pyrophosphatablagerungen auszeichnen (Resnick 1985).

COMPUTERTOMOGRAPHISCHE BEFUNDE. Intradiskale Läsionen lassen sich durch die exakten, überlagerungsfreien Schichtaufnahmen zuverlässig erfassen. Sie zeichnen sich durch einen deutlichen Dichteunterschied zum angrenzenden Gewebe der Bandscheibe aus. In einigen Aufnahmen ist das Bandscheibengewebe in den computertomographischen Aufnahmen inhomogen. Dies kann durch Teilvolumeneffekte bedingt sein, welche entstehen, wenn die Neigungswinkel bei der Untersuchung nicht exakt den anatomischen Ebenen der untersuchten Wirbelsäulenabschnitte angepaßt wurden. Auch werden für die Dichteunterschiede unterschiedliche Zusammensetzungen der Kollagenmatrix der Faserlamellen diskutiert (Haughton et al. 1980, Williams et al. 1982).

Die computertomographische Definition von Verkalkungen ist ebenso zu diskutieren. Manche Autoren rechnen schon Veränderungen mit Dichtewerten ab 80 HU den Kalzifikationen zu, andere gehen erst bei Dichtewerten ab 100 HU von sicheren Kalzifikationen aus (Schubiger u. Huber 1982).

Neovaskularisation

Die Neubildung von Blutgefäßen in degeneriertem Bandscheibengewebe ist gesichert. Nach unseren Untersuchungen finden sich lichtmikroskopisch nachweisbare Gefäße bevorzugt in den dorsalen Faserringlamellen der Bandscheibe. Schmorl u. Junghans (1968) finden bei ihren Untersuchungen eine vermehrte Gefäßansammlung in den Gallertkernanteilen. Nach ihren Untersuchungen kommt es zu einem Einwachsen der Gefäße durch die Lücken in den Knorpelplatten der Wirbelkörper.

Angiographische und histologische Untersuchungen zur Gefäßeinsprossung in degenerierten Bandscheiben stammen von Kaupilla (1995). Dabei konnte gezeigt werden, daß die Gefäßeinsprossung sowohl von den Wirbelkörpermarkräumen als auch von den Gefäßgeflechten der Längsbänder erfolgt. Dieses vaskuläre Verteilungsmuster entspricht dann auch den Radioisotopenuntersuchungen von Brodin (1955), der die nutritiven Stoffwechselwege der Bandscheibe untersuchte. Dabei zeigten sich zwei verschiedene Verteilungsmuster. Der überwiegende Anteil der nutritiven Versorgung erfolgt dabei über das Gefäßgeflecht der angrenzenden Wirbelkörper, der geringere Anteil erfolgt über Gefäße aus dem Bereich des hinteren Längsbandes (Brodin 1955). Bei unseren eigenen Untersuchungen ließen sich dann Gefäße in den dorsalen Anteilen der Faserringe belegen. Vereinzelt fanden wir außerdem Gefäße in den Strukturen des hinteren Längsbandes. Dieses Verteilungsmuster entspricht demnach den Beschreibungen anderer Autoren.

Bandscheibendislokationen

Zwischenwirbelscheibengewebe kann in größeren oder kleineren Teilen durch allmählich fortschreitende degenerative Vorgänge in nahezu jede Richtung aus dem Zwischenwirbelraum verlagert werden. Bei einer Verlagerung nach kranial oder kaudal entstehen die charakteristischen *Schmorl'schen Knötchen*. Als prädisponierende Faktoren für das Eindringen von Zwischenwirbelscheibengewebe in die Markräume angrenzender Wirbelkörper werden unterschiedliche Faktoren angeschuldigt. Unregelmäßigkeiten der knorpeligen Schlußplatten werden hierfür verantwortlich gemacht. Üblicherweise finden sich derartige Lücken der Endplatten im Bereich der ehemaligen Chordadurchtrittsstellen. Andere Autoren heben die Bedeutung von Gefäßlücken der axialen Bandscheibengefäße in den Vordergrund (Böhmig 1930). Auch der Turgor des Bandscheibengewebes ist für die Dislokation von Bedeutung. Bei den untersuchten Fällen findet sich eine überwiegend erhaltene Höhe des Zwischenwirbelraumes, was für eine weitgehend regelrechte Elastizität der Bandscheibe spricht.

Über die Häufigkeit der Schmorl'schen Knötchen hat Schmorl selbst eingehend anhand seines großen Untersuchungsgutes berichtet. Er fand sie in etwa bei 38% aller anatomisch untersuchten Wirbelsäulenpräparate. Bei unseren eigenen Untersuchungen konnten wir in 5 Fällen Bandscheibenhernien sichern, was 12,5% entspricht. Diese Variabilität ist allerdings auf das begrenzte Untersuchungsgut von 40 Präparaten zurückzuführen.

Auch andere Krankheitsbilder können mit dem Auftreten von Schmorl'schen Knötchen vergesellschaftet sein. Dazu gehören die juvenile Kyphose (*M. Scheuermann*), Neoplasmen, Traumen oder Infektionen. Die weitaus wichtigste Ursache wird jedoch der generalisierten Osteoporose zugesprochen. Durch eine Veränderung der Mineralsalzgehalte und damit verbundener Erweichung der Knochenstruktur können Bandscheibenhernien vermehrt auftreten (Resnick u. Niwayama 1978). Dazu liegen auch Arbeiten anderer Autoren vor, die einen Zusammenhang zwischen der Osteoporose des Achsenskelettes und dem Auftreten von Bandscheibenhernien diskutieren (Dent 1974, Geist 1931). Nach unseren Untersuchungen fanden sich dann auch osteoporotische Veränderungen der betroffenen Wirbelkörper in Verbindung mit Schmorl'schen Knötchen in 5 Fällen.

Radiologische Befunde der Deckplatteneinbrüche

Sofern die Deckplatteneinbrüche eine knöcherne Begleitreaktion induziert haben, können diese Veränderungen radiologisch belegt werden. Problematisch sind die Frühformen der Infraktion, bei denen noch keine Konsolidierungen im Sinne von Randsklerosen der Bandscheibenhernien eingetreten sind. Auch Überlagerungsphänomene durch benachbartes Knochengewebe können die Diagnostik erschweren. Tatsächlich waren dann auch in vier Fällen die Deckplatteneinbrüche erst in den sagittalen Dünnschnitten zu erkennen, die zuvor auf den Übersichtsaufnahmen nicht zur Darstellung gelangten. Analoge Verhältnisse finden sich bei den Untersuchungen anderer Autoren (Begg 1954, Resnick u. Niwayama 1978).

Klinik der Deckplatteneinbrüche
Durch die Infraktion und die Verlagerung von Bandscheibengewebe kommt es bei ausgeprägten Befunden ebenfalls zu einem Volumenverlust der Bandscheibe. Dadurch können Abnahme der Bandscheibenhöhe mit konsekutiver Fehlbelastung der Facettengelenke resultieren. Dies wiederum hat eine entsprechende klinische Symptomatik zu Folge. Auch kann es dabei zu Strukturveränderungen der angrenzenden Wirbelkörper kommen, die eine lokale Symptomatik bedingen können.

Klinik der intradiskalen Massenverschiebung und der dorsalen Protrusion/Prolaps

Bei den degenerativen Veränderungen der Bandscheibe spielen die Rißbildungen und Fissuren eine große Rolle. In den Fissuren können sich bei asymmetrischer Belastung des Bandscheibengewebes Teile des Gallertkerns dorthin verlagern und den äußeren Faserring und das Längsband unter Zugspannung setzen. So können die sensiblen Fasern des R. meningeus gereizt werden. Es kann das klinische Bild der *Lumbago oder des Lumbalsyndroms* resultieren. Darunter versteht man eine Symptomatik, die üblicherweise auf den betroffenen Wirbelsäulenabschnitt beschränkt ist.

Die Übergänge zu einer Protrusion sind oft fließend. Auch hier bleiben die äußeren Faserringanteile erhalten. Es resultiert eine Vorwölbung der Bandscheibenoberfläche, die je nach Lokalisation eine unterschiedliche Symptomatik hervorruft. Bei dorsolateraler Verlaufsrichtung der lumbalen Protrusion kann es zu Einengung der Spinalnervenwurzeln kommen. Neben Kreuzschmerzen sind Nervenwurzelreizerscheinungen mit segmentaler Schmerzausstrahlung der betroffenen Spinalnerven zu beobachten. In diesen Fällen spricht man von einem *radikulären Lumbalsyndrom*.

Eine entscheidende Phase der Degeneration stellt die Perforation der dorsalen Faserringlamellen dar. Bei einem lumbalen Prolaps dringt Bandscheibengewebe in den Epiduralraum des Wirbelkanals ein und führt dort zu symptomatischen Verdrängungserscheinungen. Je nach Ausprägung und Lokalisation des Prolaps entstehen klinische Symptome. Neben der *Lumbago und Lumbo-Ischialgie* kann es aber auch zu einem inkompletten bis kompletten *Kaudasyndrom* kommen (Krämer 1994).

Deckplattenveränderungen

Die Sklerose der knöchernen Endplatten der Wirbelkörper ist ein herausragendes Merkmal der Osteochondrose des Zwischenwirbelabschnitts. Schmorl (1932) beschreibt die hochgradige Zwischenwirbelscheibenzerstörung zusammen mit den konsekutiven Veränderungen der Endplatten als „*Osteochondrose*". Hildebrandt (1933) hat die Reihenuntersuchungen von Schmorl weitergeführt und gezeigt, daß die Osteochondrose an allen Bewegungssegmenten auftreten kann.

Eine bevorzugte Lokalisation sind jedoch die unteren Bewegungssegmente der Wirbelsäule, weil hier die statischen und biomechanischen Belastungen am höchsten sind.

In der Übersichtsarbeit von Coventry et al. (1945) sind die pathologisch-anatomischen Verhältnisse der Bandscheibe und der angrenzenden Endplatten in den unterschiedlichen Lebensdekaden dargestellt. Dabei findet sich eine deutliche Abnahme der hyalinen Knorpelschicht mit zahlreichen Fissuren und basaler Hyperzellularität. Zusätzlich ist eine Kondensation der Knochentrabekel vorhanden. Dies deckt sich mit unseren Ergebnissen, wobei noch teilweise ausgeprägte fibröse Bindegewebseinlagerungen in den Markräumen der subchondralen Trabekelzonen belegt werden konnten. Die Untersuchungen von Aoki et al. (1987) können dies bestätigen. Als Ergebnis seiner Untersuchungen an 21 autoptisch entnommenen Lendenwirbelsäulen zeigte sich eine ausgesprochene Korrelation zwischen der Höhenabnahme der Zwischenwirbelräume und der reaktiven Sklerose der Endplatten. Auch konnten Gefäßneubildungen in den subchondralen Knochenanteilen beobachtet werden. Auch Bernick u. Cailliet greifen die Endplattenveränderungen der alternden Wirbelsäule in ihrer Arbeit auf (1982).

Das läßt darauf schließen, daß bei degenerative Wirbelsäulenerkrankungen regressive und progressive Umbauprozesse gleichermaßen stattfinden. Analog zu der Zerstörung des Bandscheibengewebes mit mukoider Degeneration und Faserzerfall kommt es in den metabolisch aktiven Zonen zu Anpassungsreaktionen. Dies zeigt sich dann auch in der Bildung der Osteophyten im Bereich der Randleisten der Wirbelkörper.

Spondylosis deformans

Die sowohl bei der pathologisch-anatomischen Betrachtung wie auch in Röntgenaufnahmen auffälligste Veränderung stellt die Spondylosis deformans dar.

Rokitansky und Benecke wiesen als erste auf einen ursächlichen Zusammenhang des appositionellen Knochenwachstums der Randleisten mit strukturellen Veränderungen des Zwischenwirbelscheibengewebes hin. Seitdem haben viele Forscher sich mit dieser Fragestellung beschäftigt. In den grundlegenden Arbeiten von Schmorl 1932 und Junghans 1939 sind die pathologische Anatomie, Pathophysiologie und Röntgenanatomie dargestellt worden. Diese Ausführungen besitzen auch heute noch weitgehend Gültigkeit.

Über Häufigkeit und Morphologie der Spondylosis existieren im Schrifttum unterschiedliche Angaben. Die größte pathologisch-anatomische Statistik ist anhand des Schmorl'schen Untersuchungsgutes von Junghans zusammengetragen worden. Dabei wurde durch Beobachten und Betasten von insgesamt 4253 Wirbelsäulen die Ausdehnung der Spondylose festgestellt. Dabei zeigten sich im Alter von 49 Jahren bei 60% der Frauen und fast 80% der Männer Veränderungen, die einer Spondylose zugeordnet werden können. Das entspricht in etwa unseren Untersuchungen, wo wir bei insgesamt 29 Präparaten radiologische Merkmale einer Spondylose nachweisen konnten. Das entspricht 72,5% des Untersuchungsgutes bei einem durchschnittlichen Lebensalter von 68,75 Jahren.

Nach den Untersuchungen von Kummer (1961) sowie Schlüter (1966) erfolgt die Osteophytenbildung bevorzugt in stark beanspruchten Wirbelsäulenabschnitten. Sie finden eine Häufung im Bereich des thorako-lumbalen Überganges, sowie im Bereich der Hyperlordose des lumbo-sakralen Überganges. Bei unseren eigenen Untersuchungen ist festzustellen, daß in 22 Fällen die Segmente L 3-S 1 betroffen sind. Dabei zeigten sich in drei Fällen ausgedehnte Spondylophyten, die den Intervertebralraum überbrückten und zu einer Ankylose des Bewegungssegmentes führten. Dies entspricht Beschreibungen von Niedner (1933), der in derartigen Fällen auch von Schaltknochen berichtet.

Pathologisch, klinisch und radiologisch besteht weitgehend Einigkeit darüber, daß die Spondylose auf eine primäre Gefügestörung der Zwischenwirbelverbindung zurückgeht (Brocher u. Willert 1980, Güntz 1958, Schlüter 1965, Töndury 1958).

Diese primäre Gefügestörung ist Vorraussetzung für die Entwicklung der Osteophyten. Es wird dabei diskutiert, daß bei Einrissen des Anulus fibrosus die noch intakten Randfasern und vor allem das vordere Längsband die Spannungen aus der Querdehnung der Bandscheibe aufnehmen müssen. Die Randleiste kann bei eingerissenen Fasern die Spannung nicht mehr selbst direkt abfangen.

Die Folge dieses Schädigungsmechanismus ist die Ausbildung spondylotischer Randzacken, die man als Ausdruck einer funktionellen Anpassung zur Übernahme der ursprünglichen Randleistenfunktion ansehen muß. Im Zuge genauer Strukturanalysen konnten Falk (1940) wie auch Schlüter (1965) aufzeigen, daß der spondylotische Randwulst eine funktionelle Struktur mit trajektorieller Ausrichtung der Knochenbälkchen besitzt.

MacNab (1971) beschreibt in Analogie dazu den Trajektionssporn, der seiner Ansicht nach ein Indiz für eine Segmentinstabilität darstellt. Nach seinen Beobachtungen entwickelt sich dieser Osteophytentyp mehrere Millimeter entfernt von den Randleisten, wobei er eine deutliche horizontale Ausrichtung der Knochentrabekel aufweist. Dies deckt sich mit unseren Untersuchungen, da auch hier eine horizontale Komponente in den Anfangsteilen der Osteophyten zu belegen ist.

Bei der Verteilung dieser Osteophyten im Bereich der Lendenwirbelsäule sind besonders die Ränder der Wirbelkörper entlang des vorderen Längsbandes zu beiden Seiten betroffen.

Nach den Beobachtungen von Schanz (1926) ist im Bereich der Brustwirbelsäule jedoch bevorzugt die linke Seite der Wirbelkörper von der Osteophytenbildung betroffen. Diese auffällige Tatsache führt er auf die Lage der pulsierenden Aorta zurück, die er als Hilfstrageorgan der Wirbelsäule bezeichnet.

RADIOLOGISCHE BEFUNDE. Besonders die Spondylosis deformans läßt sich in der Lateralprojektion sicher erfassen. Bei unseren Untersuchungen finden sich neben Frühformen auch ausgeprägte Spondylophyten, die zu einer Segmentverblockung geführt haben. Dabei findet sich die typische Morphologie der Osteophyten, die wenige Millimeter von der Randleiste zunächst einer horizontalen Ausrichtung folgen. MacNab (1971) beschreibt sie als typische Trajektionssporne, die auf eine pathogenetisch wirksame Gefügestörung mit ventraler Bandscheibendislokation schließen lassen. Dies entspricht dem von Schmorl (1968) entwickelten Konzept zur Entstehung der Spondylose.

KLINIK DER SPONDYLOSE. Einen eigenen Krankheitswert haben die spondylotischen Veränderungen nicht. Wichtiger scheinen die Veränderungen im Bandscheibenraum selbst zu sein, die durch ihre Segmentstörung die Progredienz der Osteophytose fördern (Krämer 1994). Allerdings ist eine klinische Symptomatik eventuell dann abzuleiten, wenn die Osteophyten im Bereich des Spinalkanals und der Zwischenwirbellöcher entwickelt sind. Neben dem Bild der Spinalkanalstenose und der klinischen Manifestation einer *Claudicatio intermittens spinalis* können auch Nervenwurzelreizerscheinungen mit segmentalen Ausfällen resultieren.

Spondylarthrose

Da die kleinen Wirbelgelenke alle charakteristischen Strukturmerkmale echter Diarthrosen aufweisen, können auch die typischen arthrotischen Veränderungen genauso nachgewiesen werden. Allerdings sind diese Veränderungen entsprechend der Belastung und Funktion insgesamt weniger ausgeprägt als beispielsweise Veränderungen an stark belasteten Gelenken des menschlichen Körpers.

Die typischen Arthrosezeichen sind aber an den Kompartimenten ebenso vorhanden. Als initiale Veränderungen können auch hier die Veränderungen an den hyalinen Knorpelflächen gefunden werden. Neben den typischen Schliffspuren an der Oberfläche treten auch hier Zerfaserungen der Knorpelschichten auf, die auf eine Demaskierung der Kollagenfasern zurückzuführen sind. Dies ließ sich eindrucksvoll in den mikroskopischen Untersuchungen nachweisen. Zusätzlich finden sich Zeichen der Hyperzellularität bevorzugt in den basalen Zellschichten als Ausdruck einer gesteigerten Proliferation. Dies sind Reparationsversuche, wobei die Knorpelzellen in typischen Haufen dicht zusammengelagert sind. In den meisten Fällen treten auch Veränderungen der subchondralen Trabekelstrukturen auf. Hier finden sich dann neben Sklerosierungen der Knochentrabekel häufig auch Inhomogenitäten im Bereich der Markräume. Neben einem Schwund des physiologischen Fettmarkes und Ersatz durch fibröses Bindegewebe konnten wir auch schon makroskopisch Zystenbildungen in den Gelenkfortsätzen dokumentieren.

Bei unseren Untersuchungen sind auch im Bereich der Zwischenwirbelgelenke osteophytäre Knochenappositionen belegt worden, diese aber ausschließlich an den Gelenken, die auch die übrigen Arthrosezeichen aufwiesen.

Unsere Untersuchungsergebnisse decken sich weitgehend mit den pathologisch-anatomischen Untersuchungen von Leubner (1936). Auch er beschreibt die pathologischen Veränderungen der Arthrosis deformans, wobei die initialen Veränderungen an den Gelenkknorpelschichten auftreten.

Der Zusammenhang der Facettengelenksdegeneration mit den Veränderungen der Bandscheibe ist ebenfalls intensiver Gegenstand der Forschung. Nach den Untersuchungen von Butler et al. (1990) fallen die Veränderungen primär im Bereich der Bandscheiben auf, erst anschließend werden die Zwischenwirbelgelenke in Mitleidenschaft gezogen. Besonders die Reduktion der Höhe des Zwischenwirbelraumes ist ein kausalpathogenetisch debattierter Faktor (Dunlop 1984, Maroudas 1990). Tatsächlich sind nach unseren Ergebnissen auch starke Veränderungen im Bandscheibengewebe der betroffenen Segmente vorhanden, die mit arthrotischen Veränderungen der Wirbelgelenke vergesellschaftet sind. Dies stützt die Hypothese der kokausalen Entwicklung von diskogenen und arthrotischen Veränderungen an den Bewegungssegmenten der Wirbelsäule.

Nach Untersuchung zu anatomischen und funktionellen Grundlagen der Wirbelgelenke ist anschließend ihre Bedeutung für die Klinik mehr ins Zentrum des Interesses gerückt. Besonders die Innervation des Kapsel-Bandapparates spielt eine Rolle für die klinische Symptomatik. Genaue Untersuchungen zur Verteilung und Struktur der Nervenendigungen der Gelenke stammen von verschiedenen Autoren. Beaman et al. (1993) konnten die Verteilung von Nozizeptoren in der Wirbelgelenkkapsel nachweisen. Das Vorhandensein von sensiblen Afferenzen unterstützt die Vermutungen von Goldwaith, der 1911 schon einen Zusammenhang der Gelenkveränderungen mit Rückenbeschwerden postulierte. In der neueren Literatur ist das *Facettensyndrom* dann von Eisenstein u. Parry (1987) sowie von Mooney u. Robertson (1976) beschrieben worden.

Klinik der Wirbelgelenksarthrose

Die arthrotischen Veränderungen der Wirbelgelenke können uncharakteristische Beschwerden verursachen. Meist ist eine Reizung der sensiblen Gelenkskapseln für die Schmerzsensationen verantwortlich. Dabei kann ein pseudoradikuläres Lumbalsyndrom resultieren. Darunter versteht man Schmerzsymptome, die auf ihren Entstehungsort, d. h. auf die betroffenen Gelenke beschränkt bleiben und in der Regel keine dermatombezogene Schmerzausstrahlung haben. Allerdings kann es bei schweren arthrotischen Veränderungen mit knöchernen Einengungen durchaus zu Nervenwurzelreizerscheinungen kommen. Häufig sind die Schmerzen bewegungsabhängig, wenn durch Reklination oder Seitneigung der Reserveraum der Spinalnerven zusätzlich verringert wird. Eine Zuordnung der Schmerzentstehung läßt sich auch therapeutisch durch eine Facettengelenksblockade durch Applikation von Lokalanästhetika im Bereich der betroffenen Gelenke treffen.

Asymmetrien der Facettengelenkflächen und hypertrophe Veränderungen durch Knochenappositionen finden sich ebenfalls in unserem Untersuchungsgut. Es wird vermutet, daß diese Veränderungen zu einer geänderten Bewegung mit verschiedenen Rotationsgraden führen kann. Diese abnormalen Rotationen durch die geänderten Gelenkverhältnisse können zu einer unphysiologischen Belastung der Bandscheiben des Bewegungssegmentes führen (Farfan 1972, Noren et al. 1991).

Klinische Symptome können auch im Rahmen von Verkalkungen des Kapsel-Bandapparates auftreten. Diese Veränderungen sind nach unseren Ergebnissen sowohl im Bereich des Lig. flavum als auch an den

Gelenkkapseln nachzuweisen. Einen Fall von zervikaler Myelopathie durch degenerative Facettengelenksverkalkungen beschreiben Omura et al. (1996).

Daß die Band- und Gelenkverkalkungen auch eine Rolle bei der degenerativen Spinalkanalstenose spielen, ist von Markiewitz et al. (1996) belegt worden. Überlegungen, ob diese Verkalkungen analog zu den Spondylophyten der Wirbelkörper Stabilitätsfunktionen in degenerativen Bewegungssegmenten ausüben, sind von Santiago et al. (1997) angestellt worden.

Radiologische Befunde der Spondylarthrose

Die Diagnostik der Spondylarthrose in der konventionellen Radiologie ist ähnlich den Veränderungen der großen Gelenke. Nach unseren Untersuchungen finden sich auch hier die typischen Arthrosezeichen. Dazu zählen neben der Verringerung des Gelenkspaltes, subchondralen Sklerosen und Geröllzystenbildungen auch die Osteophytenbildungen an den Gelenkfortsätzen. Das entspricht auch den Beobachtungen von Resnick (1985).

Schon Lange wies 1936 darauf hin, daß die Arthrosen der kleinen Wirbelgelenke einen bedeutsamen Teil des Degenerationssyndroms der Zwischenwirbelverbindungen darstellen. Durch die radiologisch nachweisbaren Veränderungen an den Wirbelgelenken können, wie schon erwähnt, Wurzelkompresionssyndrome entstehen, auf die auch schon Zuckschwerdt bei seinen Untersuchungen hingewiesen hat (1951). Eine Differentialdiagnose zu absoluten Wurzelkompressionen ist hierbei oft nicht möglich (Brocher u. Willert 1980).

Zur erweiterten Diagnostik der degenerativen Gelenksveränderungen sind auch arthrographische Untersuchungen durchgeführt worden. Allerdings ist der Zugewinn an Information sehr begrenzt (Dory 1981). Lediglich für Lagebestimmung zur therapeutischen Infiltrationsbehandlung mit Anästhetika kann diese Methode nützlich sein.

Computertomographische Befunde der Spondylarthrose

Computertomographische Arbeiten über Veränderungen der Wirbelgelenke wurden fast ausschließlich von der Arbeitsgruppe am Medical

College von Wisconsin durchgeführt (Carrera u. Haughton 1980, Carrera u. Williams 1980). Die Computertomographie ist zweifellos die geeignetste Methode zur Darstellung der Intervertebralgelenke, da die Gelenkflächen ziemlich senkrecht zu den Schichtebene verlaufen. Dadurch ist ihre Darstellung im Computertomogramm ideal.

Unsere computertomographischen Untersuchungen zeigen die schon mehrfach beschriebenen Arthrosezeichen und stimmen weitgehend mit den Befunden von Carrera et al. überein.

Auch läßt sich durch das Verfahren der Computertomographie eine Unterscheidung zwischen reiner Arthropathie und Bandscheibenverlagerungen bei der Pathogenese lumbaler Schmerzsyndrome herbeiführen. Somit kann auf frühere invasive Verfahren wie die Myelographie bei derartigen Fragestellungen weitgehend verzichtet werden.

Auch sind die osteophytären Veränderungen mit Hypertrophie der Gelenkfortsätze in den Transversalaufnahmen deutlich zu erkennen. Somit ist die CT-Untersuchung ein gutes Verfahren zur Diagnostik lumbaler Spinalkanalstenosen. Je nach Lokalisation der ossären Veränderungen ist dabei zwischen zentralen und lateralen Stenosen zu differenzieren (Burton et al. 1979).

Multiplanare Bildrekonstruktion: 3D-Computertomographie

Die 3-D Bildrekonstruktion, die wir an ausgewählten Präparaten demonstriert haben, bietet heute hervorragende Möglichkeiten zur präoperativen Planung bei Eingriffen am Bewegungsapparat. Hier sollen nur die heutigen Möglichkeiten der Diagnostik dargestellt werden, wobei besonders die Veränderungen an den knöchernen Kompartimenten zu beachten sind. Ausmaße der Spondylose sind dabei ebenso wie die Veränderungen an den Gelenkfortsätzen der kleine Wirbelgelenke dargestellt.

Für die Routinediagnostik der degenerativen Veränderungen ist dieses Verfahren aber weniger gebräuchlich, da die Veränderungen in der Regel auch auf den üblichen Transversalaufnahmen zu erkennen sind. Weiterhin ist die hohe Strahlenbelastung durch die zahlreichen Schichtaufnahmen zu berücksichtigen. Deshalb sollte dieses Verfahren nur speziellen Fragestellungen vorbehalten bleiben. Hasegawa u. Homma (1997) nutzen es beispielsweise zur präoperativen Diagnostik bei Ossifikationen des hinteren Längsbandes, die chirurgisch zu revidieren waren. Sie bewerten die 3D-Computertomographie als wertvolles Instrument zur Abklärung und Behandlung von anatomisch schwierigen Läsionen.

Auch auf dem Gebiet der Traumatologie und der orthopädischen Endoprothetik wird dieses Verfahren etabliert. Es dient der Simulation operativer Eingriffe, wie z. B. Umstellungsosteotomien. Zahlreiche Autoren weisen auf die Effizienz dieser Methode bei derartigen Fragestellungen hin (Murphy et al. 1988, Robertson et al. 1989, Rowell et al. 1989).

Zusammenfassend läßt sich auch eine Korrelation zwischen den morphologisch faßbaren Veränderungen und den entsprechenden Funktionsstörungen mit klinischer Relevanz wie folgt ableiten:
- Die initialen Veränderungen der Diskose mit geringer Höhenabnahme und Texturstörung haben keine klinische Relevanz.
- Ausgeprägte Befunde der Spondylose bleiben überwiegend ohne klinische Symptomatik und stellen einen häufigen Nebenbefund bei der radiologischen Routinediagnostik dar.
- Verlagerungen von Bandscheibengewebe im Bereich des Spinalkanals und der Neuroforamen sind nahezu obligat mit Schmerzsyndromen verbunden. Dabei sind die radikulären Syndrome mit entsprechenden Ausfallserscheinungen im sensiblen und motorischen Bereich der Spinalnerven von besonderer Bedeutung. Ein Kaudasyndrom erfordert oft unverzügliche therapeutische Intervention.
- Veränderungen an den kleinen Wirbelgelenken sind mit bewegungsabhängigen Funktionsstörungen verbunden. Sie treten als pseudoradikuläres Lumbalsyndrom, d. h. ohne segmentale Schmerzausstrahlung in Erscheinung. Therapeutisch kann eine lokale Infiltrationsanästhesie durchgeführt werden.
- Die degenerative Spinalkanalstenose ist für klinische Befunde bedeutsam. Klinisch kann sie als Claudicatio spinalis imponieren. Therapeutisch ist je nach Ausprägung des Befundes eine operative Dekompression indiziert.

Zusammenfassung

Anhand von 40 LWS- Präparaten erwachsener Verstorbener werden degenerative Veränderungen morphologisch, röntgenologisch und computertomographisch untersucht.

Pathologisch-anatomisch unterscheidet man Veränderungen im Bereich des Intervertebralraumes, der Wirbelkörper und der Wirbelgelenke.

Die Veränderungen im *Bandscheibenbereich* sind durch Höhenabnahme, Rißbildungen, Fremdgewebsablagerungen und Dislokationen gekennzeichnet. Hierfür wird der Begriff der *Chondrosis intervertebralis* eingesetzt. Wenn zusätzlich Veränderungen an den knöchernen Randleisten auftreten, spricht man von der *Osteochondrosis intervertebralis*.

Bei den Prozessen an den Wirbelkörpern spielt die *Spondylose* eine wesentliche Rolle. Ihre eigentümlichen Randzacken treten besonders in biomechanisch stark belasteten Arealen in Erscheinung. Klinische Relevanz erlangt sie durch ihre Lokalisation, wenn in der Nähe des Spinalkanals oder der Neuroforamen Einklemmungserscheinungen auftreten.

Die Veränderungen der *kleinen Wirbelgelenke* sind im Zusammenhang mit den Schäden im Bereich des Intervertebralraumes zu bewerten. Durch eine Höhenreduktion kommt es zu Subluxationen und abnormen Bewegungsmustern. Hier liegen die Ursachen für die Entwicklung der allgemeinen Arthrose, die nahezu identisch mit den degenerativen Veränderungen der großen Körpergelenke verläuft.

Bei der radiologischen Diagnostik sind die Veränderungen des Bandscheibengewebes in den Initialstadien nur anhand der Höhenabnahme des Intervertebralraumes auszumachen. Erst spätere Läsionen wie Kalkablagerungen oder das Auftreten von Gas im Bandscheibengewebe sind direkt erfaßbar. Sklerosen der Endplatten sind gut darzustellen, Deckplatteneinbrüche für gewöhnlich erst dann, wenn eine knöcherne Begleitreaktion der Wirbelkörper einsetzt.

Die Spondylophytenbildung ist anhand lateraler Aufnahmen sicher zu erfassen. Befunde zu Veränderungen an den *kleinen Wirbelgelenken* werden in der Routinediagnostik in 45° Schrägaufnahmen angefertigt, um den Gelenkspalt zu beurteilen. Eine genaue Bewertung wird jedoch durch Überlagerungsphänomene erschwert.

Formveränderungen der Wirbelkörper bei der generalisierten Skelettosteoporose treten als *Keilwirbel* in der Brustwirbelsäule und als *Fischwirbel* in der Lendenwirbelsäule in Erscheinung. Die Architektur der Spongiosa ist verändert, wobei die vertikalen Trabekel prominent erscheinen.

Die Computertomographie liefert exakte Querschnittsbilder der Lendenwirbelsäule. Durch die genaue Abgrenzung der Weichteilstrukturen ist eine hohe Trennschärfe zum angrenzenden Knochengewebe gewährleistet. Verkalkungen und intradiskale Gaseinschlüsse werden sicher erfaßt. Die Computertomographie ermöglicht eine direkte Darstellung des Spinalkanals und des Recessus lateralis. Das hat große Vorteile bei der Diagnostik von Bandscheibenvorfällen.

Die *kleinen Wirbelgelenke* sind ebenfalls direkt beurteilbar. Hier finden sich je nach dem Stadium der Degeneration die typischen Arthrosezeichen. Die Veränderungen treten in der Regel im Zusammenhang mit degenerativen Veränderungen im Bandscheibenbereich auf.

Facettengelenkshypertrophie und Verkalkungen des Kapsel-Bandapparates sind für die Entwicklung der degenerative *Spinalkanalstenose* verantwortlich.

Bei den Kalkablagerungen im Rahmen der Degenerationsprozesse handelt es sich überwiegend um Kalziumpyrophosphatkomplexe, die bei anaerober Stoffwechselsituation im sauren Gewebemilieu ausfallen.

Nach Vergleich und Bewertung der von uns angewandten Untersuchungsmethoden ist zu folgern:
- Initiale Degenerationsprozesse von Bandscheibe und Wirbelkörper können mit der konventionellen Röntgenographie nur bedingt nachgewiesen werden.
- Die Computertomographie erweitert das Spektrum der Diagnostik durch ihre nahezu überlagerungsfreie Abbildung in der Transversalebene der ansonsten radiologisch schwer zugänglichen Regionen des Spinalkanals und der Wirbelgelenke.
- Invasive Maßnahmen wie die Myelographie spielen durch die neuen Methoden der CT und MRT nur noch eine untergeordnete Rolle.

Schlußwort

In dem Buch wird das breite inter- und intraindividuell variable Spektrum degenerativer Wirbelsäulenveränderungen durch vergleichende morphologische und röntgenographische Untersuchungsbefunde an isolierten Wirbelsäulenpräparaten dargestellt. In gesonderten Kapiteln sind Anatomie, Pathologie, Pathophysiologie sowie Technik und Wertigkeit der bildgebenden Verfahren zusammengefaßt. Wesentliche Schwerpunkte bilden die detaillierte Analyse und Korrelation häufiger röntgenographisch faßbarer Befunde zum pathologisch-anatomischen Substrat. Neben den Veränderungen im Bereich der Wirbelkörper und Bandscheiben werden die kleinen echten Wirbelgelenke dabei besonders berücksichtigt.

Die in den verschiedenen Kapiteln zusammengetragenen Befunde sind als Dokumentation von wiederkehrenden charakteristischen pathologischen Befunden im Rahmen des formenreichen Musters degenerativer Wirbelsäulenerkrankungen und als Hilfe bei der Diagnostik und Einordnung nahezu täglicher Befunde in Klinik und Praxis zusammengestellt worden.

Ein weiterer Schwerpunkt ist der Versuch einer Korrelation meist eindrucksvoller pathologisch-anatomischer Befunde zum möglichen klinischen Krankheitsbild.

Literatur

Adams MA, Hutton WC (1983) The mechanical function of the lumbar apophyseal joints. Spine 8(3): 327-330
Ambrouse J, Hounsfield GN (1973) Computerized transverse axial scanning tomography: Part I -Description of system. Brit J Radiol 46: 205-211
Anderson JB, Schultz A, Nathan A, Irstam L (1981) Roentgenographic measurement of lumbar intervertebral disc height. Spine 6: 154-158
Aoki J, Yamamoto I, Kitamura N, Sone T, Itoh H, Torizuka K, Takasuka K (1987) End plate of the discovertebral joint: degenerative change in the elderly adult. Radiology 164: 411-414
Armstrong J (1965) Lumbar discs lesions. Williams & Wilkins, Baltimore
Bangert BA, Modic MT, Ross JS, Obuchowsky NA, Perl J, Ruggieri PM, Masaryk TJ (1995) Hyperintense discs on T 1-weighted MR images: correlation with calcification. Radiology 195: 437-443
Beaman DN, Gaziano PG, Glover RA, Wojtys EM, Chang V (1993) Substance P innervation of lumbar spine facet joints. Spine 18(8): 1044-1049
Begg AC (1954) Nuclear herniations of the intervertebral disc: their radiologic manifestation and significance. J Bone Joint Surg 36 B: 180-193
Beneke R (1897) Zur Lehre von der Spondylitis deformans. Beitr Z wissenschftl Med Braunschweig 69: 109-131
Bernick S, Cailliet R (1982) Vertebral end-plate changes with aging of human vertebrae. Spine 7: 97-102
Böhmig R (1930) Die Blutgefäßversorgung der Wirbelbandscheiben, das Verhalten des intervertebralen Chordasegmentes und die Bedeutung beider für die Bandscheibendegeneration. Langenbecks Arch Klin Chir 158: 347 ff
Böhmig R, Prevot R (1931) Vergleichende Untersuchungen zur Pathologie und Röntgenologie der Wirbelsäule. Fortschr Röntgenstr 43: 541-575
Bradley JG, Huang HK, Ledley RS (1978) Evaluation of calcium concentration in bones from CT scans. Radiology 128: 103-107
Brocher JE, Willert WHG (1980) Differentialdiagnose der Wirbelsäulenerkrankungen. Thieme, Stuttgart, 6. Aufl, S 1-48 u. S 473-538
Brodin H (1955) Paths of nutritition in articular cartilage and intervertebral discs. Acta Orthop scand 24: 177-183
Boukhirs R, Becker K (1974) Schmorl's nodes and osteoporosis. Clin Orth Rel Res 104: 275-280
Buckwalter JA (1995) Aging and degeneration of the intervertebral discs. Spine 20 (11): 1307-1314
Burton CV, Heithoff KB, Kirkaldy-Willis W, Ray CD (1979) Computed tomography scanning and lumbar spine. Part II: clinical considerations. Spine 4: 356-368
Butler D, Trafimow JH, Andersson GBJ, Mc Neil TW, Huckman MS (1990) Discs degenerate before facets. Spine 15 : 111-113
Calve J, Galland R (1921) Sur une affection particuliere de la colonne vertebral simulant de la mal de pott. J Radiol Electrol 5: 21 ff

Carrera GF, Haughton VM, Syvertsen A, Williams AL (1980) Computed tomography of the lumbar facet joints. Radiology 134: 145-148
Carrera GF, Williams AC, Haughton VM (1980) Computed tomography in sciatca. Radiology 137: 433-437
Cassidy JD, Loback D, Yong-Hing K, Tchang S (1992) Lumbar facet joint asymmetrie. Spine 17 (5): 570-573
Coventry MB, Ghormley RK, Kernohan JW (1945) The intervertebral disc: its anatomy and pathology, Part II: changes in the intervertebral disc concomitant with age. J Bone Joint Surg 27: 233-247
Coventry MB, Ghormley RK, Kernohan JW (1945) The intervertebral disc: its anatomy and pathology, Part III: pathological changes in the intervertebral discs. J Bone Joint Surg 27: 460-474
Coventry MB (1969) Anatomy of the intervertebral disc. Clin Orth Rel Res 67: 9-15
Dahmen G (1963) Submikroskopische Untersuchungen an den Wirbelbandscheiben. Z Rheumaforsch 22: 561 ff
Dent CE (1955) Idiopathic osteoporosis. Proc Roy Soc Med 48: 574-578
Dihlmann W (1969) Anwendung der Röntgenbildanalyse zur Erkennung der feingeweblichen Veränderungen bei der Spondylitis ankylopoetica. Verh Dtsch Ges Rheum 21
Dory MA (1981) Arthrography of the lumbar facet joints. Radiology 140: 23-27
Dunlop R (1984) Disc space narrowing and lumbar facet joints. J Bone Joint Surg 66 B: 706-710
Eisenstein SM, CR Parry (1987) The lumbar facet arthrosis syndrom. J Bone Joint Surg 69 B: 3-7
Ellman MH, Levin B (1975) Chondrocalcinosis in elderly persons. Arthr and Rheum 18: 43-47
Falk P (1940) Die Form der Druckstruktur in der leblosen und lebenden Materie. Barth, Leipzig
Farfan HF (1972) Lumbar intervertebral disc degeneration. The influence of geometrical features on the pattern of disc degeneration. J Bone Joint Surg 54 A: 492 ff
Fiedler J (1953) Über eine generalisierte infektiöse Erkrankung der Bandscheibe mit sekundärer Calcinosis intervertebralis generalisata. Fortschr Röntgensr 78: 181 ff
Fisseler-Eckhoff A, Königs PM, Müller KM (1989) Pathogenetische Aspekte der Chondrokalzinose des Kniegelenksmeniskus. Pathologe 10: 340-348
Forestier J, Robert P (1934) Ostéophytes et syndesmophytes. Gaz med de France Suppl Radiol 192 ff
Forestier J, Lagier R (1971) Ankylosing hperostosis of the spine. Clin Orth Rel Res 74: 65 ff
Franson R, Saal JS, Saal JA (1992)Human disc phospholipase A2 is inflammatory. Spine 17 (6): 129-131
Friedberg S, Hirsch C (1950)Anatomical and clinical studies on lumbar disc degeneration. Acta Orthop Scand 19: 222 ff
Fries JW, DA Abodeely, Vijugco JG, Yeager VL, Gaffey WR (1982) Computed tomography of herniated and extruded nucleus pulposus. J Comput Assist Tomogr 6: 874-887
Frymore JW, Moskowitz RW (1991) Spinal degeneration. Pathogenesis and medical management. The Adult Spine: Principles and Practice. Ch. 31. pp 622. Raven Press, Ltd. New York
Fujita K, T Nakagawa (1993) Neutral proteinases in human intervertebral disc. Spine 18 (13): 1766-1773
Gantenberg R (1929) Die Bedeutung deformierender Prozesse der Wirbelsäule unter besonderer Berücksichtigung der Verhältnisse bei den Bergleuten. Fortschr Röntgenstr 39: 650 ff
Geist E (1931) The intervertebral disc. JAMA 96: 676-679

Goldwaith J (1911) The lumbosacral articulation. An explanation of many cases of „lumbago", „sciatica" and paraplegia. Boston med surg J 164: 365 ff

Güntz E (1931) Versteifung der Wirbelsäule durch Fibrose der Zwischenwirbelscheiben. Mitt Grenzgeb Med Chir 42: 490-508

Güntz E (1934) Die Erkrankungen der Zwischenwirbelgelenke. Arch Orth Chir 34: 334 ff

Güntz E (1941) Gelbe und braune Verfärbungen der Zwischenwirbelscheiben. Dtsch Z Chir 254: 634 ff

Güntz E (1958) Nichtentzündliche Wirbelsäulenerkrankungen. In: Hohmann G, Hackenbroch M, Lindemann K (Hrsg) Handbuch der Orthopädie, Bd II. Thieme, Stuttgart

Gulati AN, Weinstein ZR (1980) Gas in the spinal canal in association with the lumbosacral vacuum phenomenon: CT findings. Neuroradiology 20: 191-192

Hajek PC, Baker LL, Goodbar JE, Sartoris DJ, Hesselink JR, Haghighi P, Resnick D (1987) Focal fat deposition in axial bone marrow: MR- characteristics. Radiology 162: 245-249

Harris RI, MacNab I (1954) Structural changes in the lumbar intervertebral discs. J Bone Joint Surg 36 B: 305-322

Hasegawa K, Homma T (1997) Morphologic evaluation and surgical simulation of ossification of the posterior longitudinal ligament using helical computed tomography with three dimensional and multiplanar reconstruction. Spine 22: 537-543

Haughton VM, Syvertsen A, Williams AL (1980) Soft tissue anatomy within the spinal canal as seen on computed tomography. Radiology 134: 649-655

Haughton VM, Eldevik OP, Magnaes B, Amundson P (1982) A prospective comparison of computed tomography and myelography in the diagnosis of herniated lumbar discs. Radiology 142: 103-110

Hildebrandt A (1933) Über Osteochondrosis im Bereich der Wirbelsäule. Fortschr Röntgenstr 47: 551 ff

Höffken W (1951) Der röntgenologische Nachweis von Spaltbildungen in der Zwischenwirbelscheibe. Zbl Chir 76: 716 ff

Holm S, Maroudas A, Urban JPG (1981) Nutrition of the intervertebral disc: solute transport and metabolism. Connect Tissue Res 8: 101-119

Holm S, Nachemson A (1984) Immediate effects of cigarette smoke on the nutrition of the intervertebral disc of the pig. Orthop Trans 8: 330 ff

Idelberger KH (1984) Lehrbuch der Orthopädie. Springer, Berlin

Junghans H (1939) Die Pathologie der Wirbelsäule. In: Henke-Lubarsch (Hrsg) Handbuch der speziellen Pathologie, Bd IX/4. Springer, Berlin, S 216-429

Junghans H (1951) Spondylarthrosis deformans als Kriegsdienstbeschädigung? Med Welt 291 ff

Kaupilla LI (1995) Ingrowth of blood vessels in disc degeneration. J Bone Joint Surg 77 A: 26-31

Keyes D, Compere E (1932) The normal and pathological physiology of the nucleus pulposus of the intervertebral disc. J Bone Joint Surg 14 : 879 ff

Knuttson F (1942) The vacuum phenomenon in the intervertebral discs. Acta Radiol 23: 173-179

Krämer J (1994) Bandscheibenbedingte Erkrankungen, 3. Aufl. Thieme, Stuttgart

Kummer B (1961) Statik und Dynamik des menschlichen Körpers. Handbuch der Arbeitsmedizin, Bd I. Urban & Schwarzenberg, München

Lange M (1934) Die Wirbelgelenke. Enke, Stuttgart

Larde D, Mathieu D, Frija J, Gaston A, Vasile N (1982) Spinal vacuum phenomenon: CT diagnosis and significance. J Comput Assist Tomogr 6: 671-676

Lee BCP, Kazam E, Newman AD (1978) Computed tomography of soine and spinal cord. Radiology 128: 95-102

Leubner H (1936) Die Arthritis deformans der kleinen Wirbelgelenke. Z Orthop 65: 42 ff

Lipson SJ, H Muir (1981) Experimental intervertebral disc degeneration: morphological and proteoglycan changes over time. Arthritis Rheum 24: 12–21

Lob A (1933) Die Zusammenhänge zwischen der Verletzung der Bandscheiben und der Spondylitis deformans im Tierversuch. Dtsch Z Chir 240: 222 ff

Lucca E (1934) Läsion einer Zwischenwirbelscheibe durch gonorrhoische Infektion. Zentr Org Ges Chir 66: 435 ff

Luschka H (1858) Die Halbgelenke des menschlichen Körpers. Reimer, Berlin, S 24–77

Lyon E (1930) Beiträge zur Klinik der Bandscheibenverkalkung und -verknöcherung. Arch orthop Chir 28: 717

MacNab I (1971) The traction spur. An indication of segmental instability. J Bone Joint Surg 53 A: 663–669

MacNab I (1975) Cervical spondylosis. Clin Orthop Rel Res 109: 69–77

Markiewitz AD, Boumphrey FR, Bauer TW, Bell GR (1996) Calcium dihydrate crystal deposition disease as a cause of lumbar canal stenosis. Spine 21: 506–511

Marr JT (1953) Gas in the intervertebral discs. Am J Radiol. 70: 804–809

Maruodas C (1990) The relationship between the degenerative human intervertebral disc and the facet joint of the same lumbar segment. 36 th. Annual Meeting of the Orthopedic Research Society. New Orleans, Lousiana, Feb. 5

Mau H (1982) Degenerative Wirbelsäulenerkrankungen. Chirurg 53: 292–298

Modic MT, Pavlicek W, Weinstein MA (1984) Magnetic resonance imaging of intervertebral disc disease: clinical and pulse sequence considerations. Radiology 152: 103–111

Modic MT, Masaryk TJ, Ross JS, Carter JR (1988) Imaging of degenerative disc disease. Radiology 168: 177–186

Modic MT, Steinberg PM, Ross JS, Masaryk TJ, Carter JR (1988) Degenerative disc disease: assessment of changes in the vertebral body marrow with MR- imaging. Radiology 166: 193–199

Mohr W, Oehler K, Hersener J, Wilke W (1979) Chondrokalzinose der Zwischenwirbelscheiben. Z Rheumatol 38: 11–26

Mooney V (1987) Where is pain coming from? Spine 12: 754

Mooney V, Robertson J (1976) The facet syndrome. Clin Ortop Rel Res 115: 149–156

Müller W (1932) Weiter Beiträge aus dem Gebiet der Knorpelknötchen. Dtsch Z Chir 235: 440 ff

Murphy S, Kijewski P, Mills M (1988) The planning of orthopedic reconstructive surgery using computer aided simulation and design. Comput Med Imaging Graph 12: 33–45

Nachemson A (1969) Intradiscal measurement of pH in patients with lumbar rhizopathies. Acta orthop scand 40: 23 ff

Nachemson A, Morris M (1964) In vivo measurement of intradiscal pressure. J Bone Joint Surg 46 A: 1077 ff

Nachemson A, Schultz AB, Berkson MH (1979) Mechanical properties of lumbar spine motion segments. The influence of age, disc level and degeneration. Spine 4 (1): 1–8

Nerlich AG, Schleicher ED, Boos N (1997) Immunhistological markers for age related changes of human lumbar intervertebral discs. Spine 22: 2781–2795

Nerlich AG, Boos N, Wiest I, Aebi M (1998) Immunlocalisation of major interstitial collgen types in human lumbar intervertebral discs of various ages. Virchows Arch 432: 67–76

Neumann G, Steinbrich W (1981) Wirbelsäule und Rückenmark. In: Friedmann G, Bücheler E, Thurn P (Hrsg) Ganzkörper Computertomographie. Thieme, Stuttgart, S 113–119

Niedner F (1933) Schaltknochen in den Zwischenwirbelscheiben. Fortschr Röntgenstr 47: 70–76

Noren R, Trafimow J, Andersson GBJ, Huckman MS (1991) The role of facet tropism and facet angle in disc degeneration. Spine 16 (5): 530–532

Ogato M, Ischikawa K, Ohira T (1984) Cervical myelopathy in pseudogut. J Bone Joint Surg 66 A: 1301–1303
Omura K, S Hukuda, K Matsunoto, A Katsumura, J Nishioka, S Imai (1996) Cervical myelopathie caused by calcium pyrophosphat dihydrate crystal deposition in facet joints. Spine 21 (20): 2372–2375
Orrison WW, Lilleas FG (1982) CT-demonstration of gas in a herniated nucleus pulposus. J Comput Assist Tomogr 6: 807–808
Oshima H, Urban JPG (1992) The effect of lactate and pH on proteoglycan and protein synthesis rates in the intervertebral disc. Spine 17 (9) 1079–1081
Ott VR (1953) Über die Spondylosis hyperostotica. Schweiz Med Wschr 83: 790 ff
Püschel J (1930) Der Wassergehalt normaler und degenerierter Zwischenwirbelscheiben. Beitr Pathol Anat 84: 124 ff
Raines JR (1953) Intervertebral disc fissures. Am J radiol 70: 964–966
Rathcke L (1932) Über Kalkablagerungen in den Zwischenwirbelscheiben. Fortschr Rötgenstr 45
Resnick D (1985) Degenerative disease of the vertebral column. Radiology 156: 3–14
Resnick D, Niwayama G (1978) Intervertebral disc herniations: cartilaginous nodes. Radiology 126: 57–65
Resnick D, Niwayama G, Guerra J (1981) Spinal vacuum phenomenon. Anatomic study and review. Radiology 139: 341–348
Resnick D, Pineda C (1984) Vertebral involvement in calcium pyrophosphate dihydrate crystal deposition disease. Radiology 153: 55–60
Robertson DD, Walker PS, Fishman EK (1989) The application of advanced CT imaging and computer graphics to reconstruction surgery of the hip. Orthopedics 12: 661–667
Rokitansky K (1856) Lehrbuch der pathologischen Anatomie, Bd II. Wien, S 91–213
Rose G, Mentzingen V (1930) Schattengebende Herde in der Wirbelbandscheibe. Chirurg 2: 19 ff
Rowell D, Mann R, Hodge A (1989) Computer aided surgical simulation of femoral and tibial osteotomy. J Rehabil Res Dev 26 : 261–262
Ruegsegger P, Elsass U, Anlieker M, Gnehm H, Kind H, Prader S (1976) Quantification of bone mineralisation using computed tomography. Radiology 121: 93–97
Schanz A (1926) Über Spondylitis deformans und Arthrosis deformans. Arch Klin Chir 139: 627 ff
Scharpira G (1934) Klinischer und röntgenographischer Beitrag zum Studium der Veränderungen des Discus intervertebralis. Zentr-Org ges Chir 68: 638 ff
Schiebler Th, Schmidt W (1991) Lehrbuch der Anatomie. Springer, Berlin
Schlüter K (1966) Form und Struktur des normalen und pathologisch veränderten Wirbels. Die Wirbelsäule in Forschung und Praxis, Bd 30. Hippokrates, Stuttgart
Schmorl G (1928) Über Knorpelknötchen an den Wirbelbandscheiben. Fortschr Röntgenstr 38: 265 ff
Schmorl G (1932) Zur pathologischen Anatomie der Lendenbandscheibe. Klin Wschr 2: 1369 ff
Schmorl G, Junghans H (1968) Die gesunde und die kranke Wirbelsäule in Röntgenbild und Klinik, 5. Aufl. Thieme, Stuttgart
Schubiger O, Huber P (1982) Die Computertomographie der Wirbelsäule: Ergebnisse und Indikationen. Schweiz. Rundschau Med Praxis 71: 674–680
Schulitz KP, Schöppe K (1994) Die neuroradiologische Diagnostik degenerativer Bandscheibenerkrankungen. Z Orthop 132: 25–31
Sharma M, Langrana NA, Rodriguez J (1995) Role of ligaments and facets in lumbar spinal stability. Spine 20: 887–900
Sheldon J, Sersland T, Leborgne J (1977) Computed tomography of the lower lumbar vertebral column. Radiology 124: 113–118
Taylor JR, Twomey CT (1986) Age changes in the zygapophyseal joints. Spine 11: 739–746

Teplick JG, Haskin ME (1983) CT of lumbar disc herniation. Radiol Clin North Am 21: 259-288

Tertti M, Paajanen H, Laato M, Aho H, Komu M, Kormano M (1991) Disc degeneration in MR imaging. A comparative biomechanical, histologic and radiologic study in cadaver spines. Spine 16 (6): 629-634

Töndury G (1955) Zur Anatomie und Entwicklungsgeschichte der Wirbelsäule mit besonderer Berücksichtigung der Altersveränderungen der Bandscheibe. Schweiz Med Wschr 85: 825-827

Töndury G (1958) Entwicklungsgeschichte und Fehlbildung der Wirbelsäule. Die Wirbelsäule in Forschung und Praxis, Bd VII. Hippokrates, Stuttgart

Töndury G (1970) Die Lebenskurve der Zwischenwirbelscheiben. In: Trostdorf E, Stender H (Hrsg) Wirbelsäule und Nervensystem. Thieme, Stuttgart

Urban J, Maroudas A (1980) The chemistry of the intervertebral disc in relation to its physiological function and requirements. Clin Rheum Dis 6: 51-76

Williams AL, Haughton VM, Daniels DL, Thornton RS (1982) Ct recognition of lateral lumbar disc herniation. AJNR 3: 403-408

Yasuma T, Makino E, Saito S, Inui M (1986) Histological development of intervertebral disc herniation. J Bone Joint Surg 68 A: 1066-1072

Yasuma T, Arai K, Yamauchi Y (1993) The histology of lumbar intervertebral disc herniation. Spine 18 (13): 1761-1765

Yoshida H, Shinomniya K, Nakai O, Kurosa Y, Yamaura I (1997) Lumbar nerve root compression caused by lumbar intraspinal gas. Spine 22: 348-350

Zuckschwerdt L, Emmingen E, Biedermann F, Zettel H (1955) Wirbelgelenke und Bandscheibe. Hippokrates, Stuttgart, S 17-86

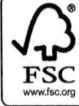

MIX
Papier aus verantwortungsvollen Quellen
Paper from responsible sources
FSC® C105338

If you have any concerns about our products,
you can contact us on
ProductSafety@springernature.com

In case Publisher is established outside the EU,
the EU authorized representative is:
**Springer Nature Customer Service Center GmbH
Europaplatz 3, 69115 Heidelberg, Germany**

Printed by Libri Plureos GmbH
in Hamburg, Germany